Weiterbildung Schmerzmedizin

H. Göbel

H. Sabatowski (Hrsg.)

Weiterbildung Schmerzmedizin

CME-Beiträge aus: Der Schmerz

Januar 2012–Juni 2013

Mit 18 größtenteils farbigen Abbildungen und 10 Tabellen

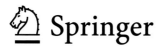 Springer

Herausgeber

Prof. Dr. H. Göbel
Migräne- und Kopfschmerzzentrum
Neurologisch-verhaltensmedizinische Schmerzklinik Kiel
Heikendorfer Weg 9–27
24149 Kiel

Prof. Dr. H. Sabatowski
Kliniken und Poliklinik für Anästhesiologie und Intensivmedizin
Universitätsklinikum Carl Gustav Carus
Fetscherstr. 74
01307 Dresden

ISBN 978-3-642-40739-0   ISBN 978-3-642-40740-6 (eBook)
DOI 10.1007/978-3-642-40740-6

Auszug aus: Der Schmerz, Springer-Verlag 2012, 2013

Die Deutsche Nationalbibliothek verzeichnet diese Publikation in der Deutschen Nationalbibliografie;
detaillierte bibliografische Daten sind im Internet über http://dnb.d-nb.de abrufbar.

Planung: Dr. Anna Krätz, Heidelberg
Projektmanagement: Axel Treiber, Heidelberg
Projektkoordination: Eva Schoeler, Heidelberg
Umschlaggestaltung: deblik Berlin
Satz: Fotosatz-Service Köhler GmbH – Reinhold Schöberl, Würzburg

Gedruckt auf säurefreiem und chlorfrei gebleichtem Papier

Springer Medizin ist Teil der Fachverlagsgruppe Springer Science+Business Media
www.springer.com

Inhaltsverzeichnis

Korrespondierende Autoren

Blunk, J.A., Dr.
Klinik für Anästhesiologie und operative Intensivmedizin
Universitätsklinikum Köln
Kerpenerstr. 62
50937 Köln

Diers, M., Dr.
Institut für Neuropsychologie und klinische Psychologie
Zentralinstitut für seelische Gesundheit
Medizinische Fakultät Mannheim/Universität Heidelberg
J5
68159 Mannheim

Flor, H., Prof. Dr.
Institut für Neuropsychologie und klinische Psychologie
Zentralinstitut für seelische Gesundheit
Medizinische Fakultät Mannheim/Universität Heidelberg
J5
68159 Mannheim

Gerbershagen, H.J., PD Dr.
Klinik für Anästhesiologie und operative Intensivmedizin
Heidelberglaan 100
NL-3584 CX Utrecht

Göbel, H., Prof. Dr.
Migräne- und Kopfschmerzzentrum
Neurologisch-verhaltensmedizinische Schmerzklinik Kiel
Heikendorfer Weg 9–27
24149 Kiel

Mauch J., Dr.
Anästhesieabteilung
Universitäts-Kinderkliniken Zürich
Steinwiesstr. 75
CH-8032 Zürich

Üçeyler, N., PD Dr.
Neurologische Klinik
Universitätsklinikum Würzburg
Josef-Schneider-Str. 11
97080 Würzburg

Vries de, U., Dr.
Zentrum für Klinische Psychologie und Rehabilitation
Universität Bremen
Grazer Str. 6
28539 Bremen

Schmerz 2012 · 26:85–93
DOI 10.1007/s00482-011-1143-z
© Springer-Verlag 2012

Redaktion
H. Göbel, Kiel
R. Sabatowski, Dresden

U. de Vries[1] · K. Reif[2] · F. Petermann[1]
[1] Zentrum für Klinische Psychologie und Rehabilitation, Universität Bremen
[2] Institut für Public Health und Pflegeforschung, Abt. Interdisziplinäre Alterns-
und Pflegeforschung, Universität Bremen

Tumorbedingte Fatigue und ihre psychosozialen Belastungen

Zusammenfassung

Die tumorbedingte Fatigue ist ein verbreitetes und sehr belastendes Syndrom im Rahmen der Krebserkrankung und -therapie. Tumorbedingte Fatigue geht mit dem subjektiven Gefühl von physischer und mentaler Müdigkeit, Erschöpfung, Energieverlust und eingeschränkten Möglichkeiten der Erholung einher. Zum Diagnosezeitpunkt klagen bis zu 40%, im weiteren Verlauf der Krebsbehandlung mehr als 90% der Patienten über tumorbedingte Fatigue. Die psychosozialen Beeinträchtigungen sind erheblich; die Lebensqualität, das psychische Wohlbefinden, die Teilhabe am Alltagsleben und die berufliche Leistungsfähigkeit sind meist erheblich eingeschränkt. Die Ätiologie der Fatigue, insbesondere die Rolle psychosozialer Faktoren wie „distress", Depression oder Angst, ist bislang noch nicht hinreichend erforscht. Die vorliegende Arbeit gibt einen Überblick über epidemiologische Grundlagen, krankheitsbegleitende Aspekte und psychosoziale Belastungen bei tumorbedingter Fatigue.

Schlüsselwörter

Krebs · Depression · Schlafstörungen · Lebensqualität · Kognitive Verhaltenstherapie

Dieser Beitrag erschien ursprünglich in *Der Internist 11/2011*.

Tumorbedingte Fatigue ist ein dauerhaftes, subjektives Gefühl von körperlicher, emotionaler und/oder kognitiver Müdigkeit bzw. Erschöpfung, das im Rahmen einer Krebserkrankung oder -behandlung ohne Zusammenhang mit vorheriger Beanspruchung auftritt. Die psychosozialen Belastungen der Fatigue umfassen Einschränkungen der körperlichen Aktivität, Lebensqualität, Emotionalität sowie des kognitiven und beruflichen Leistungsvermögens. Nach angemessener, u. a. durch Fragebogen unterstützter Diagnostik kommen insbesondere psychosoziale Therapieangebote, wie kognitive Verhaltenstherapie und Patientenschulung, in Betracht. Nach der Lektüre dieses Beitrags wird der Leser in der Lage sein, das Ausmaß psychosozialer Belastungen und ihren Stellenwert innerhalb der Behandlung der tumorbedingten Fatigue einschätzen und angemessene Therapieoptionen ableiten zu können.

Merkmale

Mit tumorbedingter Fatigue wird ein dauerhaftes, subjektives Gefühl von körperlicher, emotionaler und/oder kognitiver **Müdigkeit/Erschöpfung** bezeichnet, das im Rahmen einer Krebserkrankung oder -behandlung ohne Zusammenhang mit vorheriger Beanspruchung auftritt und die Funktionsfähigkeit sowie das Wohlbefinden der Patienten erheblich beeinträchtigt [18]. Die Betroffenen erleben eine scheinbar unbeeinflussbare und unerklärliche Erschöpfung, die auch durch Ausruhen oder Schlaf nicht verschwindet. Es leiden 70–100% aller Krebspatienten, die eine multimodale und dosisintensivierte Behandlung erhalten, unter Fatigue. Bei einer Metastasierung beträgt die Prävalenz über 75%. Die tumorbedingte Fatigue wird von den Patienten erheblich belastender als andere Nebenwirkungen (Schmerzen, Übelkeit oder Erbrechen), die mit der Tumorerkrankung oder -behandlung einhergehen können, beschrieben [28].

> Es leiden 70–100% aller Krebspatienten, die eine multimodale und dosisintensivierte Behandlung erhalten, unter Fatigue

> Reduzierte körperliche Leistungsfähigkeit, unüblicher Schlafbedarf und, erhöhtes Ruhebedürfnis prägen die physische Erschöpfung

Derzeit wird von einem **multidimensionalen Konzept** der tumorbedingten Fatigue ausgegangen, das physische und mentale Erschöpfungszustände in unterschiedlicher Intensität umfasst. Bei physischer Erschöpfung werden reduzierte körperliche Leistungsfähigkeit, unüblicher Schlafbedarf, Müdigkeit und ein erhöhtes Ruhebedürfnis beklagt. Die **mentale Erschöpfung** zeigt sich in emotionalen und kognitiven Beeinträchtigungen, wie Motivationsverlust, reduzierte Energie, mangelnder Antrieb, Traurigkeit, Angst, Konzentrations- und Denkstörungen und Schlafproblemen [26]. Diese Belastungen beeinflussen die psychosoziale Teilhabe am Alltags- und Berufsleben massiv, sodass die Betroffenen aufgrund ihrer Erschöpfung nur eingeschränkt am sozialen Leben teilnehmen und häufig einfache Alltagsaktivitäten nicht wie gewohnt durchführen können. Vielfach ist auch die berufliche Funktionsfähigkeit erheblich eingeschränkt [26]. Das Erscheinungsbild der tumorbedingten Fatigue ist sehr variabel; so können physische oder mentale Probleme zusammen oder isoliert auftreten. Es scheint jedoch keinen direkten Zusammenhang dafür zu geben, ob und wie stark sich diese Komponenten gegenseitig beeinflussen [19]. Vielmehr stehen das **subjektive Befinden** und die Ein-

> Das Erscheinungsbild der tumorbedingten Fatigue ist sehr variabel

Cancer-related fatigue and its psychosocial burden

Abstract
Cancer-related fatigue (CRF) is a highly prevalent and the most distressing symptom during and after treatment for cancer. It is characterized by feelings of physical and mental tiredness, weakness, and lack of energy and is not influenced by rest or sleep. Approximately 40% of patients suffer from CRF at diagnosis and nearly all patients experience fatigue during the course of cancer therapy. The impact of CRF on daily living and patient quality of life (QoL) is substantial. It profoundly affects patient quality of life and limits personal, social and occupational roles. The fatigue is also associated with significant levels of distress and it imposes a financial burden by limiting the ability to work. The underlying causes of CRF are poorly understood as are the relationship between fatigue and psychosocial distress, depression or anxiety. This paper seeks to give an overview of cancer-related fatigue and its psychosocial burden.

Keywords
Cancer · Depression · Sleep disorders · Quality of life · Cognitive therapy

schätzung der Belastung des Patienten im Vordergrund. So ist es möglich, dass ein Patient sich extrem erschöpft fühlt, diese Erschöpfung sich aber mithilfe objektiver Testverfahren (physische und mentale Funktionsfähigkeit) nicht darstellen lässt. Umgekehrt ist es auch möglich, dass der Patient erhebliche körperliche Leistungseinbußen zeigt, sich aber nicht erschöpft fühlt.

Häufigkeit

Die Prävalenz der tumorbedingten Fatigue wird in der Literatur mit 14–99% [18, 26] sehr unterschiedlich beschrieben. Die Angaben sind vom Diagnoseinstrument, dem Erkrankungszeitpunkt und der Art der Krebserkrankung abhängig. Zuverlässige Prävalenzen sind kontrollierten Studien zu entnehmen, die ein validiertes und spezifisches Erhebungsinstrument einsetzen oder die **konsentierten Diagnosekriterien** der tumorbedingten Fatigue zugrunde legen. In ihrer Metaanalyse führten Prue et al. [19] eine Prävalenz von 39 bis >90% bei Patients während der Krebstherapie auf. In einigen Studien wurden zur Validierung der Diagnose die entsprechenden Diagnosekriterien der tumorbedingten Fatigue einbezogen. Beispielsweise betrug hier die Prävalenz 10% (bei Brustkrebspatientinnen während der Therapie) bis 56% (heterogene Gruppe von Krebspatienten).

Da sich, bezogen auf alle Tumorarten, die relativen Fünfjahresüberlebensraten im Vergleich zu den 80er Jahren deutlich verbessert haben, geraten Symptommanagement, Lebensqualität und Funktionalität im Alltag bei Krebsüberlebenden zunehmend in den Fokus [10]. Hinzu kommt, dass Fatigue auch in **chronifizierter Form** als Langzeit- oder Spätfolge nach überstandener Krebserkrankung auftreten kann [25]. Neueren Studien zufolge kann kein Zusammenhang zwischen der tumorbedingten Fatigue während/nach der Krebsbehandlung und dem Tumorstadium, der Tumorgröße und dem Ausmaß des Lymphknotenbefalls festgestellt werden. Jedoch wurden Zusammenhänge zwischen der Art des Tumors und der tumorbedingten Fatigue gefunden. Danach klagen Lungenkrebspatienten im Vergleich häufiger über Fatigue als Patienten mit anderen Krebserkrankungen [19]. Die Prävalenz und/oder Intensität der tumorbedingten Fatigue scheint offenbar nicht von der Art der Tumorbehandlung abzuhängen. Es sind bisher keine relevanten Zusammenhänge zwischen tumorbedingter Fatigue und der Tumorbehandlung (Chirurgie, Radiotherapie, Chemo- oder Hormontherapie) oder Behandlungsschemata gezeigt worden [19].

> **Zusammenhänge zwischen der Art des Tumors und der tumorbedingten Fatigue bestehen**

Beginn und Chronifizierung

Zur Inzidenz der Fatigue für den Zeitraum vor Erkrankungsbeginn existieren wenige Daten. Es ist bekannt, dass Fatigue in allen Phasen der Krebserkrankung auftreten kann und hier mit wachsender Wahrscheinlichkeit insbesondere bei zunehmender Dauer der Krebsbehandlung, jedoch auch als Begleitsymptom nach tumorbedingten operativen Eingriffen, unter Chemotherapie, Bestrahlung [22] und nach Abschluss der Behandlung [25]. Bei mindestens einem Drittel der Betroffenen kann Fatigue noch Monate und Jahre nach Abschluss der Krebsbehandlung bestehen bleiben. Bower et al. [3] etwa fanden bei 763 betroffenen Frauen, dass 35% der Frauen nach 1 bis 5 Jahren und 34% der Betroffenen 5 bis 10 Jahre nach Therapieabschluss Fatigue angaben.

> **Fatigue kann in allen Phasen der Krebserkrankung auftreten**

Psychosoziale Diagnostik

Bei der Diagnostik der tumorbedingten Fatigue sind die Symptombeschreibung und -bewertung des Patienten ausschlaggebend. Unterstützend liegen hierzu Fragebogen unterschiedlicher Form (Rating-Skalen, uni- oder multidimensionale Verfahren) sowie diagnostische Interviews vor, die sich in ihrer Form durch ihr zugrunde liegendes Fatigue-Konzept unterscheiden und jeweils Vor- sowie Nachteile aufweisen (Übersicht aller Verfahren: [8]). Zu Screeningzwecken kann die Anwendung von **numerischen Urteilsskalen** sinnvoll sein. Für eine differenziertere Diagnostik können mehrdimensionale Fatigue-Fragebogen eingesetzt werden:

> **Symptombeschreibung und -bewertung des Patienten sind ausschlaggebend**

> **Für eine differenziertere Diagnostik können mehrdimensionale Fatigue-Fragebogen eingesetzt werden**

- Der 11 Items umfassende Fatigue-Fragebogen *(Fatigue-Questionnaire, FQ)* erfasst sowohl physische als auch mentale Müdigkeit und ist normiert.
- Der *Multidimensional Fatigue Inventory (MFI)* umfasst 20 Items, die physisches, allgemeines, mentales, motivationales und aktivitätsbezogenes Befinden differenzieren.
- Ebenfalls deutschsprachig steht das *Fatigue Assessment Questionnaire (FAQ)* zur Verfügung, mit dem sich anhand von 22 Items die physische, affektive und kognitive Erschöpfung messen lässt.

Ursachen

Physiologische und psychische bzw. psychosoziale Bedingungen spielen für die Entstehung der Fatigue eine Rolle

Spezifische Ursachen für die tumorbedingte Fatigue konnten bislang nicht identifiziert werden. Es muss angenommen werden, dass sowohl physiologische als auch psychische bzw. psychosoziale Bedingungen für die Entstehung eine Rolle spielen. Während der akuten Krankheits- und Behandlungsphase liegen der tumorbedingten Fatigue häufig körperliche Ursachen zugrunde, v. a. die **Anämie** (ausgelöst durch die Erkrankung oder als Folge der Behandlung), obwohl auch ein Teil der Patienten ohne Anämie in diesem Krankheitsstadium über tumorbedingte Fatigue klagt. Weitere Faktoren, die zur Erklärung der Fatigue herangezogen werden können, sind Kachexie, Verlust von Muskelmasse, etwa durch Steroide, zytokinbedingte Mechanismen sowie Einflüsse der **„biological response modifyers"** (BRM, z. B. Interferon. Bei den behandlungsbedingten Ursachen werden verschiedene Formen der

Tab. 1 Einfluss der tumorbedingten Fatigue auf das emotionale Befinden und die kognitive Leistungsfähigkeit (n=301; nach [7])	
Beeinträchtigung	Nennungen (%)
Sich zwingen müssen, etwas zu erledigen	77
Herabgesetzte Motivation für normale Alltagsaktivitäten	62
Traurigkeit, Frustration, Verunsicherung	53
Weniger Interesse an normalem Alltag	51
Mentale Erschöpfung	51
Konzentrationsprobleme	38
Erinnerungsvermögen	35
Termine einhalten	34

Bestrahlung und die Gabe insbesondere der „neueren" Therapeutika, wie z. B. Thalidomid, mit der Entstehung der Fatigue in Verbindung gebracht. Bislang liegen hierzu jedoch keine ausreichenden empirischen Belege vor. Überblick bei [19]). Wenige Studien beschäftigten sich mit monokausalen Ursachen bzw. Annahmen zur Entstehung der tumorbedingten Fatigue. Prue et al. [19] berichteten in ihrer Metaanalyse diesbezüglich über eher schwache Evidenz dafür, dass die tumorbedingte Fatigue maßgeblich von soziodemografischen Merkmalen, krankheits- oder behandlungsbedingten Faktoren verursacht wird. Eine Vielzahl an Studien weist auf Zusammenhänge zwischen tumorbedingter Fatigue und psychischer Stressbelastung bei Krebspatienten hin [16]. Hingegen konnte in verschiedenen Studien belegt werden, dass zwar die Erschöpfung häufig im Verlauf einer Bestrahlungstherapie zunimmt, nicht jedoch die empfundene emotionale Belastung. Umgekehrt wird auch angenommen, dass das Ausmaß an psychischer Belastung vor der Krebsbehandlung ein entscheidender Faktor dafür ist, ob und wie stark ein Patient nach Abschluss der Behandlung unter tumorbedingter Fatigue leidet [12].

Auswirkungen

Ausübung von Alltagsaktivitäten

Der negative Einfluss der Fatigue auf die Ausübung täglicher Alltagsaktivitäten ist folgenschwer

Der negative Einfluss der Fatigue auf die Ausübung täglicher Alltagsaktivitäten ist folgenschwer. In einer Studie mit 379 Krebserkrankten nach Chemotherapie gaben von den 91%, die unter Fatigue litten, nahezu alle Patienten an, dass die Fatigue sie daran hindert, ein „normales Leben" zu führen, und 88% beklagten eine komplette Umgestaltung der Aktivitäten während des Alltags [7]. Von den 301 befragten Patienten beschrieben 81% einen erheblichen **Leistungsknick**, 79% ein erhöhtes Schlafbedürfnis und gaben eine um durchschnittlich 2,8 h längere Schlafdauer an. Patienten mit Fatigue beklagten nach Crawford u. Gabrilove [6] erhebliche Probleme bei jenen Tätigkeiten, die vor der Erkrankung ohne Mühe erledigt werden konnten, wie etwa das Zubereiten der Mahlzeiten, Hausputz, Heben, Körperpflege oder auch das Wahrnehmen sozialer Aktivitäten.

Psychische und emotionale Probleme

Eine Reihe von Studien weist auf einen Zusammenhang zwischen tumorbedingter Fatigue und einem erhöhten Risiko für psychische und emotionale Probleme wie Stress, Angst oder Depression hin [28]; Störungen, die die Ausführung der Alltagsaktivitäten massiv beeinträchtigen. Während sich psychologischer Stress als schwacher Prädiktor für das Ausmaß der Fatigue erwiesen hat, bleiben die genauen Zusammenhänge zwischen den anderen psychischen Problemen und Fatigue unklar. Curt et al. [7] fanden erhebliche emotionale Belastungen und **kognitive Einschränkungen** bei 90% der Fatigue-Patienten (◘ **Tab. 1**).

Jüngere Patienten (<54 Jahre) beklagten doppelt so häufig wie ältere, dass die Menschen in ihrem Umfeld nicht nachvollziehen können, was Fatigue bedeutet. Zudem gaben die Jüngeren signifikant häufiger als die Älteren Niedergeschlagenheit, Hoffnungslosigkeit und Lebensmüdigkeit an.

Angst/Depression

In der Mehrzahl der Studien wurde ein bedeutsamer Zusammenhang zwischen dem Vorliegen von Angst und/oder Depression und tumorbedingter Fatigue festgestellt [22]. Die differenzialdiagnostische Abgrenzung zu Depression (mit Krankheitswert) oder einer depressiven Krankheitsverarbeitung fällt häufig schwer und unterliegt fließenden Übergängen. Hopwood u. Stephens [13] stellten bei 33% der untersuchten Lungenkrebspatienten eine klinisch manifeste Depression fest, diese war jedoch für die tumorbedingte Fatigue ein unabhängiger Prädiktor. Loge et al. [16] fanden in einer Gruppe von Patienten mit M. Hodgkin eine moderate Korrelation zwischen Fatigue und Depression in Höhe von r=0,41.

Brown u. Kroenke [4] untersuchten anhand einer systematischen Übersicht die Prävalenz und möglichen Zusammenhänge zwischen tumorbedingter Fatigue und Depression bzw. Angst. Ihre Daten umfassten insgesamt 12.103 Patienten (59 Studien). Dabei war in 51 Studien Depression signifikant mit Fatigue assoziiert. Das Ausmaß der Korrelation bzw. die Stärke des Zusammenhangs war mit durchschnittlich 0,56 beträchtlich [95%-Konfindenzintervall (95%-KI):0,54–0,58].

Bislang ist das Verständnis über die Zusammenhänge zwischen Fatigue und Depression bzw. Angst noch nicht ausreichend. Wird ein Patient depressiv/ängstlich aufgrund der Fatigue oder könnte es umgekehrt sein? Bedingen sich diese beiden Störungen gegenseitig? Oder existieren externe Faktoren, die unabhängig sowohl Fatigue als auch Depression/Angst begünstigen? Jacobson u. Weitzner [14] prüften dazu systematisch anhand vorliegender Studien diese drei möglichen Zusammenhänge. Demnach stellt in einigen Studien Depression einen prädisponierenden Faktor für Fatigue dar [23]. Mehr Aussagekraft wird jedoch auf die Ergebnisse aus Verlaufsstudien gelegt, wonach keinerlei Zusammenhänge zwischen Fatigue und Depression/Angst nachgewiesen werden konnten.

Becket al. [2] gehen davon aus, dass die Depression möglicherweise nicht nur direkt durch die tumorbedingte Fatigue, sondern auch indirekt über die wahrgenommene Funktionseinschränkung der Person verursacht wird. Weiterhin wurde festgestellt, dass Schmerzen die wahrgenommene Erschöpfung sowohl direkt als auch indirekt beeinflussen; hierbei führte der indirekte Weg über die Schlafstörungen (ausgelöst durch Schmerzen). Neben Depression geht auch Angst signifikant mit tumorbedingter Fatigue einher. In der umfangreichen Erhebung von Brown u. Kroenke [4] war dieser Zusammenhang in 33 von 35 Studien evident, obwohl das Ausmaß im Vergleich zur Depression niedriger ausfiel (durchschnittliche Korrelation 0,46, 95%-KI:0,44–0,49).

Lebensqualität

Das Erleben der unerklärlichen Erschöpfung und die subjektiv wahrgenommenen Leistungseinbußen der Betroffenen sind häufig mit massiven Einschränkungen im Wohlbefinden und in der Lebensqualität verbunden. Mallinson et al. [17] beschrieben eine inverse Korrelation zwischen selbstberichteter Erschöpfung und physischer Funktionsfähigkeit. Ahlberg et al. [1] fanden signifikante negative Korrelationen zwischen tumorbedingter Fatigue und zahlreichen Bereichen der Lebensqualität, einschließlich der physischen, emotionalen, kognitiven und sozialen Funktionsbereiche. Eine Einschränkung ihrer Lebensqualität wird von vielen Patienten über alle Krebsarten hinweg genannt [1]. Vermutlich liegt dieser Wahrnehmung die **Unerklärlichkeit des Symptoms** zugrunde; während Schmerzen, Übelkeit etc. der Erkrankung plausibel zugeordnet werden können, stellt die erlebte Erschöpfung, insbesondere längere Zeit nach Abschluss der Behandlung, eine für den Patienten nichtplausible Erscheinung dar. Nicht zuletzt sind auch die Folgen herabgesetzter Lebensqualität und psychischen Unwohlseins nicht unerheblich für eine noch notwendige Therapiemitarbeit.

Schlafstörungen

Mangelnde Schlafqualität vermag in einem frühen Stadium der Krebsbehandlung einen Beitrag zur Entstehung und Aufrechterhaltung der tumorbedingten Fatigue zu leisten. In einer Studie von Savard et al. [24] konnten die Schlafstörungen durch kognitive Verhaltenstherapie behoben werden, die tu-

Jüngere Patienten geben signifikant häufiger als die Älteren Niedergeschlagenheit, Hoffnungslosigkeit und Lebensmüdigkeit an

Die differenzialdiagnostische Abgrenzung zu Depression oder depressiver Krankheitsverarbeitung fällt häufig schwer

Angst geht signifikant mit tumorbedingter Fatigue einher

Eine Einschränkung ihrer Lebensqualität wird von vielen Patienten über alle Krebsarten hinweg genannt

morbedingte Fatigue hatte sich aber nicht gleichzeitig gebessert. Schlafstörungen und tumorbedingte Fatigue stehen daher zwar in einem engen Zusammenhang, eine kausale Beziehung lässt sich derzeit jedoch nicht herstellen. In späteren Krankheitsstadien, etwa nach Abschluss der Behandlung, kann sich die Ursache-Folge-Wirkung umgekehrt verhalten. Hier scheint die Verbindung zwischen tumorbedingter Fatigue und schlechtem Schlaf deutlicher zu sein [26].

Ökonomische Bedeutung

Die ökonomischen Folgen der tumorbedingten Fatigue sind beträchtlich, geht man davon aus, dass durch die physische und psychische Erschöpfung ein nichtunerheblicher Teil der Patienten ihren Beruf nicht mehr oder nicht mehr in gewohntem Maß ausüben kann. Der **volkswirtschaftliche Verlust** erstreckt sich vielfach auch auf die pflegenden Angehörigen, von denen nicht wenige selbst ihre Arbeitszeit verringern, um die Pflege des Betroffenen übernehmen zu können. Oftmals ist die Einstellung einer Haushaltshilfe nötig. Curt et al. [7] berichteten, dass von den 177 untersuchten Patienten mit tumorbedingter Fatigue 77% mindestens 1 Tag/Monat krank waren, 75% ihren Arbeitsplatz wechselten, aufgaben, oder sich beruflich verändern mussten. Im direkten Vergleich gaben mehr Männer als Frauen ihren Beruf aufgrund der Fatigue ganz auf (43 vs. 24%). In vielen Fällen mussten die Patienten Haushaltshilfen in Anspruch nehmen.

Arzt-Patient-Kommunikation

Die tumorbedingte Fatigue ist ein im Wesentlichen subjektiv wahrgenommenes Symptom. Diese Einschätzung mag der Grund für eine besondere Arzt-Patient-Kommunikation sein. Patienten mit Fatigue konsultieren in den meisten Fällen ihren Hausarzt und sind dann gefordert, ihre fatiguebezogenen Probleme zu berichten bzw. darauf angewiesen, dass der Arzt sie danach fragt. In der Studie von Curt et al. [7] thematisierten immerhin 8% der Patienten zu keinem Zeitpunkt ihre Fatigue. Häufig gingen die Patienten davon aus, dass Fatigue eine unabdingbare Begleiterscheinung ihrer Krebserkrankung darstellt und zu tolerieren sei oder dass die Fatigue in Kürze verschwindet. Weiterhin war fast die Hälfte der Patienten der Ansicht, dass man gegen Fatigue nichts unternehmen kann. Ältere Patienten (ab 65 Jahren) brachten seltener ihre Fatigue zur Sprache als Jüngere (3 vs. 16%).

Therapieansätze

Die hohe Prävalenz und Persistenz der Fatigue, ihre komplexe Ausprägung, die negativen Auswirkungen auf die Handlungsfähigkeit im Alltag und die Lebensqualität erfordern neben einer ausführlichen Diagnostik ein entsprechendes Therapieangebot für Patienten, das nicht zuletzt auch eine **individuelle Behandlungsplanung** mit Zielformulierungen enthält [9]. Die derzeitigen psychosozialen Angebote für Fatigue-Patienten umfassen verhaltenstherapeutische Maßnahmen, Aktivitätssteigerung, Entspannungsverfahren und Psychoedukation bzw. Patientenschulung [8, 18, 20, 21]. In einer großen Zahl von Studien führte moderates Ausdauer- und Krafttraining zu einer verbesserten Leistungsfähigkeit, einer Reduktion der Fatigue und einer verbesserten Lebensqualität [5, 27]. **Psychosoziale Interventionen** können bei Krebspatienten die Krankheitsverarbeitung unterstützen und zu einer besseren Bewältigung von Depression und Angst beitragen. Fatigue kann durch (kognitive) Verhaltenstherapie und psychoedukative Maßnahmen reduziert werden [11, 15]. Schlafstörungen sind eine häufige Begleiterscheinung bei Fatigue-Patienten. Ein gestörter Schlaf kann Fatigue auslösen oder verschlimmern. **Optimierung der Schlafhygiene**, kognitiv-verhaltenstherapeutische Interventionen wie Reizkontrolle, psychoedukative Maßnahmen und Steigerung der körperlichen Aktivitäten und Entspannungstechniken können zu einem erholsamen Schlaf und somit auch zu einer Reduktion der Fatigue führen. Patienten und Angehörige sollten darüber unterrichtet sein, dass Fatigue auch nach Abschluss der Therapie weiter bestehen kann. Dabei kann die Selbstbeobachtung der Fatigue, etwa anhand von **Energie-Tagebüchern**, für Patienten hilfreich sein, um den langfristigen Verlauf nachvollziehen zu können. Bei Nachsorgeterminen sollten die Patienten auch nach Fatigue und den Auswirkungen auf die Alltagsfunktionalität befragt und bei Bedarf zu entsprechenden Interventionen beraten werden. Zusätzlich können allgemeine präventive Maßnahmen empfohlen werden, z. B.

- Möglichkeiten der energiesparenden Alltagsgestaltung,
- Tagesstrukturierung,

Eine kausale Beziehung zwischen Schlafstörungen und tumorbedingter Fatigue lässt sich nicht herstellen

Mehr Männer als Frauen gaben ihren Beruf aufgrund der Fatigue ganz auf

Häufig gehen die Patienten davon aus, dass Fatigue eine unabdingbare Begleiterscheinung ihrer Krebserkrankung darstellt

Fatigue kann durch (kognitive) Verhaltenstherapie und psychoedukative Maßnahmen reduziert werden

- Delegation von Aufgaben in der Familie,
- aktive Entspannung und
- Gestaltung der Pausen.

Auch hier sind Selbstbeobachtungsstrategien hilfreich, etwa zur Ermittlung der „Pflichten" oder Tageszeiten mit hohem Energieverbrauch. Nicht zuletzt wird deutlich, dass auch eine optimierte Arzt-Patient-Kommunikation in der Identifizierung und Behandlung der tumorbedingten Fatigue unabdingbar ist.

Fazit für die Praxis

Vor dem Hintergrund der enormen psychosozialen Belastungen bei der tumorbedingten Fatigue ergeben sich für die ärztliche Praxis vielfältige Aufgaben und Behandlungsmöglichkeiten. Diese umfassen:

- Thematisierung der Fatigue im möglichst frühen Stadium der Krebserkrankung;
- umfassende Anamnese zur Fatigue, Depression/Angst/Aktivität/Schlafstörungen/beruflichen Leistungsfähigkeit ggf. mithilfe von Fragebogen;
- Angebot an psychosozialer Unterstützung, Verhaltenstherapie;
- Optimierung der Arzt-Patient-Kommunikation; hierbei könnten Ansätze der motivationalen Gesprächsführung hilfreich sein;
- Unterstützung bei der Krankheitsbewältigung;
- Aktivierung von individuellen Ressourcen des Patienten;
- Stärkung des Selbsthilfepotenzials und
- Förderung energiesparender Alltagsgestaltung, Tagesstrukturierung, Delegation von Aufgaben, aktive Entspannung mithilfe von Selbstbeobachtungsstrategien (Fatigue-Tagebuch).

Korrespondenzadresse

Dr. U. de Vries
Zentrum für Klinische Psychologie und Rehabilitation, Universität Bremen
Grazer Str. 6, 28359 Bremen
udevries@uni-bremen.de

Interessenkonflikt. Die korrespondierende Autorin gibt an, dass kein Interessenkonflikt besteht.

Literatur

1. Ahlberg K, Ekman T, Gaston-Johansson F (2005) Fatigue, psychological distress, coping resources, and functional status during radiotherapy for uterine cancer. Oncol Nurs Forum 32:633–640
2. Beck SL, Dudley WN, Barsevick A (2005) Pain, sleep disturbance, and fatigue in patients with cancer: using a mediation model to test a symptom cluster. Oncol Nurs Forum 32:48–55
3. Bower JE, Ganz PA, Desmond KA et al (2006) Fatigue in long-term breast carcinoma survivors: a longitudinal investigation. Cancer 106:751–758
4. Brown MS, Kroenke MD (2009) Cancer-related fatigue and its associations with depression and anxiety: a systematic review. Psychosomatics 50:440–447
5. Cramp F, Daniel J (2008) Exercise for the management of cancer-related fatigue in adults. Cochrane Database Syst Rev CD006145
6. Crawford J, Gabrilove JL (2000) Therapeutic options for anemia and fatigue. http://oncology.medscape.com/. Zugegriffen 01. Juni 2011
7. Curt GA, Breitbart W, Cella D et al (2000) Impact of cancer-related fatigue on the lives of patients: new findings from the Fatigue coalition. Oncologist 5:553–560
8. de Vries U, Reif K, Stuhldreher N et al (2009) Tumorbedingte Fatigue. Z Gesundheitspsychol 17:170–184
9. Escalante CP, Kallen MA, Valdres RU et al (2010) Outcomes of a cancer-related fatigue clinic in a comprehensive cancer center. J Pain Symptom Manage 39:691–701
10. Forkel S, Krischke NR, Berger D et al (2001) Do control beliefs suggest good quality of life? Psychooncology 10:S46–S46
11. Goedendorp MM, Gielissen MF, Verhagen CA, Bleijenberg G (2009) Psychosocial interventions for reducing fatigue during cancer treatment in adults. Cochrane Database Syst Rev:CD006953
12. Higgins SC, Montgomery GH, Raptis G, Bovbjerg DH (2008) Effect of pretreatment distress on daily fatigue after chemotherapy for breast cancer. J Oncol Pract 4:59–63
13. Hopwood P, Stephens RJ (2000) Depression in patients with lung cancer: prevalence and risk factors derived from quality-of-life data. J Clin Oncol 18:893–903

14. Jacobsen PB, Weitzner M (2004) Fatigue and depression in cancer patients: conceptual and clinical issues. In: Armes J, Krishnasamy M, Higginson I (Hrsg) Fatigue in cancer. Oxford Univ Press, Oxford, S 223–241
15. Kangas M, Bovbjerg D, Montgomery G (2008) Cancer-related fatigue: a systematic and meta-analytic review of non-pharmacological therapies for cancer patients. Psychol Bull 134:700–741
16. Loge JH, Abrahamsen AF, Ekeberg O, Kaasa S (2000) Fatigue and psychiatric morbidity among Hodgkin's disease survivors. J Pain Symptom Manage 19:91–99
17. Mallinson T, Cella D, Cashy J, Holzner B (2006) Giving meaning to measure: linking self-reported fatigue and function to performance of everyday activities. J Pain Symptom Manage 31:229–241
18. National Comprehensive Cancer Network (2011) Clinical practice guidelines in oncology. Cancer related fatigue. Online unter http://www.nccn.org. Zugegriffen 01. Juni 2011

19. Prue G, Rankin J, Allen J et al (2006) Cancer-related fatigue: a critical appraisal. Eur J Cancer 42:846–863
20. Reif K, Vries U de, Petermann F, Görres S (2010) Chronic fatigue in cancer patients. Med Klin 105:779–786
21. Reif K, Vries U de, Petermann F, Görres S (2011) Wege aus der Erschöpfung. Ratgeber zur tumorbedingten Fatigue. Huber, Bern
22. Roscoe JA, Morrow GR, Hickok JT et al (2002) Temporal interrelationships among fatigue, circadian rhythm and depression in breast cancer patients undergoing chemotherapy treatment. Support Care Cancer 10:329–336
23. Ryan JL, Carroll JK, Ryan EP et al (2007) Mechanisms of cancer-related fatigue. Oncologist 12:22–34
24. Savard J, Simard S, Blanchet J et al (2001) Prevalence, clinical characteristics, and risk factors for insomnia in the context of breast cancer. Sleep 24:583–590

25. Serveas P, Gielissen M, Verhagen S, Bleijenberg G (2007) The course of severe fatigue in disease-free breast-cancer patients: a longitudinal study. Psychooncology 16:787–795
26. Servaes P, Verhagen C, Bleijenberg G (2002) Fatigue in cancer patient during and after treatment: prevalence, correlates and interventions. Eur J Cancer 38:27–43
27. Spence RR, Heesch KC, Brown WJ (2010) Exercise and cancer rehabilitation: a systematic review. Cancer Treat Rev 36:185–194
28. Stone P, Richards M, A'Hern R, Hardy J (2000) A study to investigate the prevalence, severity and correlates of fatigue among patients with cancer in comparison with a control group of volunteers without cancer. Ann Oncol 11:561–567

Schmerz 2012 · 26:331–341
DOI 10.1007/s00482-012-1187-8
© Deutsche Schmerzgesellschaft e.V.
Published by Springer-Verlag -
all rights reserved 2012

Redaktion
H. Göbel, Kiel
R. Sabatowski, Dresden

H. Göbel · C. Göbel · A. Heinze
Migräne- und Kopfschmerzzentrum, Neurologisch-verhaltensmedizinische Schmerzklinik Kiel

Kopfschmerz durch Liquordrucksteigerung

Zusammenfassung

Eine Erhöhung des intrakraniellen Drucks geht häufig mit Kopfschmerzen einher. Der Begriff der gutartigen intrakraniellen Hypertension („Pseudotumor cerebri") bezieht sich dabei auf eine Steigerung des intrakraniellen Drucks ohne Hinweise auf eine intrakranielle Raumforderung oder einen Hydrozephalus. Neben den Kopfschmerzen bestehen hier als zweithäufigstes Symptom Gesichtsfelddefekte. Die Therapie umfasst neben einer Gewichtsreduktion auch medikamentöse oder operative Interventionen.

Beim Hochdruckhydrozephalus ist das Volumen des Liquor cerebrospinalis erhöht, das entweder aus einer verstärkten Bildung oder aus einer gestörten Absorption resultiert. Besteht eine angeborene oder erworbene Verlegung des Liquorflusswegs innerhalb des Ventrikelsystems, spricht man von einem obstruktiven Hydrozephalus. Bei einem Hydrocephalus communicans besteht eine Verlegung der Liquorpassage außerhalb des Ventrikelsystems. Zu den Symptomen zählt ein diffuser Kopfschmerz mit Verstärkung in den Morgenstunden und durch Valsalva-ähnliche Manöver. Die Therapie ist soweit möglich ätiologisch orientiert, ansonsten erfolgt eine Liquorableitung mittels Ventrikeldränage oder Shunt.

Schlüsselwörter

Intrakranielle Hypertension · Pseudotumor cerebri · Acetazolamid · Hydrozephalus · Liquordruck

Lernziele

Nach Lektüre dieses Beitrags

— kennen Sie das klinische Bild und die Pathophysiologie der idiopathischen intrakraniellen Hypertension und des Hochdruckhydrozephalus.

— sind Sie mit den diagnostischen Kriterien und Verfahren vertraut, mithilfe derer Kopfschmerzen auf eine idiopathische intrakranielle Hypertension, eine intrakranielle Raumforderung oder einen Hydrozephalus zurückgeführt werden.

— überblicken Sie die jeweils indizierten medikamentösen und operativen Behandlungsansätze.

Idiopathische intrakranielle Hypertension

Klinik

Der Begriff der gutartigen intrakraniellen Hypertension („**Pseudotumor cerebri**") bezieht sich auf eine Steigerung des intrakraniellen Drucks ohne Hinweise auf eine intrakranielle Raumforderung oder einen Hydrozephalus [1, 2, 3, 4, 5, 6, 7, 8]. Im Vordergrund der klinischen Symptomatik stehen bei über einem Drittel der Betroffenen täglich auftretende Kopfschmerzen (**◘ Tab. 1**). In der Regel zeigt der Kopfschmerz eine allmähliche Zunahme, nur in Ausnahmefällen können auch plötzlich eintretende starke Kopfschmerzen bestehen. Die Intensität des Kopfschmerzes, der sowohl unilateral als auch bilateral im gesamten Kopf auftreten kann, ist meist mäßig bis sehr stark. Neben dem Dauerkopfschmerz können auch einzelne, kurzzeitige, stechende Schmerzattacken an verschiedenen Stellen des Kopfs auftreten. Der Kopfschmerz hat meist einen pulsierenden, pochenden Charakter und kann durch Lageänderungen als auch durch das **Valsalva-Manöver** verändert werden. Tritt der Schmerz hinter dem Auge auf, können Augenbewegungen die Schmerzen verstärken. Bei etwa 50% der Patienten werden Übelkeit und Erbrechen beobachtet. Zudem kann die Erkrankung mit **Nackensteifigkeit** einhergehen.

Neben den Kopfschmerzen treten als zweithäufigstes Symptom vorübergehende Gesichtsfelddefekte auf. Diese Ausfälle können sekundenlang anhalten und sich täglich mehrmals wiederholen. Auch Lageveränderungen können derartige Gesichtsfeldausfälle auslösen. Bei etwa einem Drittel der Patienten sind **Doppelbilder** bei einer Parese des N. abducens zu beobachten. Weitere visuelle Störungen können in Form von Visusminderungen sowie Schleiersehen auftreten.

Im Vordergrund der klinischen Symptomatik stehen bei über einem Drittel der Betroffenen täglich auftretende Kopfschmerzen

Auch einzelne, kurzzeitige, stechende Schmerzattacken an verschiedenen Stellen des Kopfs können auftreten

Als zweithäufigstes Symptom treten vorübergehende Gesichtsfelddefekte auf

Headache from increased cerebrospinal fluid pressure

Abstract

Increased cerebrospinal fluid (CSF) pressure is often accompanied by headache. The term idiopathic intracranial hypertension (pseudotumor cerebri) describes an increase in CSF pressure without a space-occupying intracranial lesion or hydrocephalus. After headaches, visual field defects are the second most common feature. Therapeutic measures include both drugs and surgical procedures.

In high-pressure hydrocephalus, the volume of the CSF is increased, resulting either from increased production or reduced absorption. If an acquired or congenital obstruction of the ventricular system can be demonstrated, the term non-communicating hydrocephalus is used. In contrast, the CSF passage is blocked outside the ventricles in communicating hydrocephalus. Symptoms include diffuse headache worsening in the morning and with the Valsalva-like maneuver. Treatment is guided by etiology whenever possible; otherwise, drainage of CSF by ventriculostomy or shunt is necessary.

Keywords

Intracranial hypertension · Pseudotumor cerebri · Acetazolamide · Hydrocephalus · Cerebrospinal fluid pressure

Tab. 1 IHS-Code 7.1.1: Kopfschmerz zurückzuführen auf eine idiopathische intrakranielle Hypertension

Früher verwendete Begriffe sind:
- "gutartige intrakranielle Drucksteigerung",
- "Pseudotumor cerebri",
- "meningealer Hydrops" und
- "seröse Meningitis".

Diagnostische Kriterien

A. Zunehmender Kopfschmerz, der mindestens eines der folgenden Charakteristika aufweist und die Kriterien C und D erfüllt:
- tägliches Auftreten,
- diffus lokalisierter und/oder konstanter (nichtpulsierender) Schmerz,
- Verstärkung durch Husten oder Pressen

B. Es besteht eine intrakranielle Drucksteigerung, welche die folgenden Kriterien erfüllt:
- bewusstseinsklarer Patient entweder mit normalem neurologischem Untersuchungsbefund oder einem der folgenden pathologischen Befunde:
  - Papillenödem,
  - vergrößerter blinder Fleck,
  - Gesichtsfeldausfall (zunehmend bei fehlender Behandlung),
  - Abduzensparese;
- erhöhter Liquordruck (>200 mmH$_2$O bei nichtadipösen, >250 mmH$_2$O bei adipösen Patienten) bestimmt durch Lumbalpunktion im Liegen oder durch epidurales oder intraventrikuläres Druckmonitoring;
- normale Liquorchemie (erniedrigter Eiweißgehalt möglich) und Liquorzellzahl;
- Ausschluss einer anderen intrakraniellen Erkrankung (einschließlich Hirnvenenthrombose) durch geeignete Untersuchungen;
- keine metabolische, toxische oder hormonelle Genese der Liquordrucksteigerung.

C. Der Kopfschmerz entwickelt sich in engem zeitlichem Zusammenhang zum erhöhten intrakraniellen Druck.

D. Der Kopfschmerz bessert sich nach einer Reduktion des Liquordrucks auf 120–170 mmH$_2$O durch Ablassen von Liquor und verschwindet innerhalb von 72 h nach anhaltender Normalisierung des intrakraniellen Drucks.

Die Sehstörungen können von einem **Papillenödem** begleitet sein; in der Perimetrie findet sich ein vergrößerter blinder Fleck, der auch als Verlaufsparameter herangezogen wird. Weiterhin treten periphere Einschränkungen des Gesichtsfelds auf.

Sowohl durch den Untersucher als auch durch den Patienten können uni- und bilaterale intrakranielle Geräusche in Form von **pulsierendem Rauschen** wahrgenommen werden. Der Charakter entspricht häufig dem Rauschen eines Gebirgsbachs und unterscheidet sich damit von den hochfrequenten Ohrgeräuschen bei Innenohrerkrankungen. Die Geräusche werden auf mögliche Turbulenzen im venösen System des Kopfes bezogen. Als Alternativerklärung gelten vaskuläre Pulsationen des Liquor cerebrospinalis.

In Einzelfällen treten **periphere Symptome** auf:
- Rückenschmerz,
- sensible Störungen in Form von Extremitätenparästhesien,
- Gleichgewichtsstörungen und
- Schwindel.

In fortgeschrittenen Erkrankungsstadien können zudem neuropsychologische Ausfälle in Form von Konzentrationsstörungen bestehen. Bei erkrankten Frauen lassen sich weitere Auffälligkeiten beobachten:
- Gewichtszunahme,
- Ödeme und
- Menstruationsstörungen.

Die Symptome treten häufig im ersten Trimester der Schwangerschaft oder postpartal auf.

Zu Beginn der Erkrankung zeigen sich in vielen Fällen keine visuellen Störungen. Mit zunehmender Erkrankungsdauer steigt das Risiko einer Beteiligung des Sehnervs allerdings erheblich an. Bei bis zu 10% der Patienten kann bei mangelnder Therapie eine ein- oder beidseitige **Erblindung** im Erkrankungsverlauf auftreten. Durch Erhöhung des intraokulären Drucks und durch gleichzeitiges Auftreten einer intraarteriellen Hypertonie kann die Schädigung des Sehnervs noch verschlimmert werden.

Die Symptome treten häufig im ersten Trimester der Schwangerschaft oder postpartal auf

Pathophysiologie

Eine einheitliche Ätiologie besteht nicht. Eine direkte Ursache lässt sich in Einzelfällen ermitteln [1, 8, 9]; in erster Linie liegt diese in einer Behinderung des venösen Abflusses aus dem intrakraniellen Raum oder in einer gestörten Absorption des Liquor cerebrospinalis. Ein Grund hierfür können **Sinusvenenthrombosen** sein. Eine Thrombose des Sinus rectus wird in der Regel sekundär durch eine Mastoiditis verursacht. Bei Operationen im Bereich des Halses, z. B. bei einer „neck dissection" oder bei Bestrahlungen im Halsbereich, besteht die Gefahr, dass die Halsvenen komprimiert werden und in der Folge der Abfluss gestört ist. Gleiches gilt für massive Vergrößerungen der Schilddrüse. **Intrathorakale Raumforderungen** können ebenfalls zu einer Verlegung der venösen Abflusswege beitragen. Schließlich können Herzerkrankungen zu einer Erhöhung des venösen Drucks führen. Bei vielen Erkrankten ist allerdings eine spezifische Ursache nicht aufzudecken. Diverse Bedingungen, die möglicherweise zu einer gutartigen intrakraniellen Hypertension führen, werden diskutiert. Dazu gehören **diätetische Faktoren** wie Übergewicht oder ein Mangel bzw. ein Überschuss an Vitamin A. Endogene Faktoren, z. B. in einer Schwangerschaft, während der Menarche oder bei Vorliegen von hormonproduzierenden Tumoren, können ebenfalls bei einer Hypertension vorliegen. Gleiches gilt für hämatologische Störungen. Zudem wird eine Reihe von Medikamenten mit der Entstehung in Verbindung gebracht. Als pathophysiologischer Mechanismus wird eine Erhöhung des Hirnvolumens durch einen erhöhten Flüssigkeitsgehalt oder eine gestörte Abflussmöglichkeit aufgrund eines erhöhten Widerstands angenommen. Entsprechend lässt sich ein **erhöhter Wassergehalt** feststellen. Abflussstörungen lassen sich durch einen erhöhten Widerstand bei spinaler Infusion oder mithilfe von **Perfusionstests** nachweisen. Die erhöhte Flüssigkeitsansammlung und der erhöhte Abflusswiderstand bedingen sich gegenseitig, sodass ein primärer Mechanismus nicht differenziert werden kann.

Die Inzidenz liegt etwa bei 2 Erkrankten auf 100.000 Menschen pro Jahr. Die Erkrankung kann zwar in jedem Alter auftreten, am häufigsten sind aber übergewichtige Frauen im gebärfähigen Alter betroffen.

Diagnostik

Im kranialen CT oder im MRT ergeben sich keine Hinweise für eine Ventrikelerweiterung oder Raumforderung. Im MRT lässt sich jedoch eine erhöhte Wassereinlagerung nachweisen.

Das Gesichtsfeld kann eine periphere Einengung zeigen, es bestehen ein ein- oder beidseitiges Papillenödem und eine Vergrößerung des blinden Flecks.

Im Liquor cerebrospinalis finden sich eine normale Zellzahl sowie normale Eiweiß- und Glukosespiegel. Der Druck des Liquor cerebrospinalis muss definitionsgemäß >200 mmH$_2$O bzw. >15 mmHg liegen. Am zuverlässigsten lässt er sich durch eine mindestens 60-minütige intrakranielle epidurale Druckmessung bestimmen. Der Vorteil des **Druckmonitorings** besteht in der Möglichkeit, einen mittleren Steady-state-Druck zu errechnen und pathologische Abweichungen davon zu erfassen. Durch eine spinale Infusion kann zudem ein erhöhter Abflusswiderstand bestimmt werden, was die Diagnose stützt. Zur Verlaufsbeobachtung eignet sich aus Gründen der Einfachheit die quantitative Perimetrie. Diese ist wichtig, da trotz des in der Regel schnellen Ansprechens auf akute therapeutische Maßnahmen bei vielen Patienten entweder kontinuierlich oder in wiederkehrenden Phasen eine chronische intrakranielle Drucksteigerung besteht. Aus diesem Grund sollten auch **langfristige Verlaufskontrollen** mit Prüfung des Gesichtsfelds veranlasst werden. Bei etwa 10% der Betroffenen kann nach initialer Besserung ein Wiederauftreten der intrakraniellen Hypertension beobachtet werden. Bei anderen Patienten kommt es wiederum zu **spontanen Remissionen**, auch vor Einleitung spezifischer therapeutischer Maßnahmen. Mehr als die Hälfte der Patienten spricht schnell auf therapeutische Maßnahmen an und zeigt nach 3 Monaten nur noch mild ausgeprägte Symptome [1, 7, 9, 10].

Therapie

Ein Behandlungsschema für die idiopathische intrakranielle Hypertension ist in ◘ **Abb. 1** dargestellt.

Ist die Ursache bekannt, sollte eine ätiologisch orientierte Therapie veranlasst werden [1, 9, 11]. Soweit der Patient übergewichtig ist, wird bei den idiopathischen Formen in erster Linie eine **Ge-**

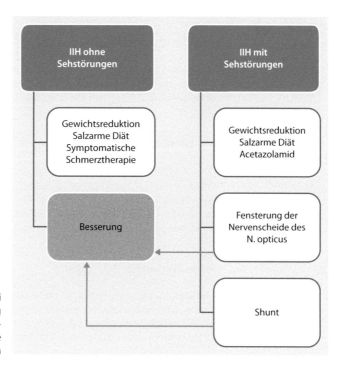

Abb. 1 ▶ Behandlungsstrategie bei IIH. Die Therapieentscheidung beruht maßgeblich auf den Befunden der Perimetrie. *IIH* Idiopathische intrakranielle Hypertension

wichtsreduktion angestrebt. Die Durchführung von wiederholten Lumbalpunktionen kann den intrakraniellen Druck senken, ist aber für den Patienten auf Dauer nicht zumutbar. Zur medikamentösen Reduktion der Liquorproduktion kann der Carboanhydrasehemmer Acetazolamid eingesetzt werden. Durch die zusätzliche Gabe eines **Schleifendiuretikums**, z. B. Furosemid, ist eine Erhöhung der Wirksamkeit möglich. Kortikoide sollten nicht routinemäßig eingesetzt werden, da die Nebenwirkungen in der Dauertherapie für die Erkrankung kontraproduktiv sind.

Zur symptomatischen Kopfschmerztherapie können **Analgetika** wie Paracetamol oder Acetylsalicylsäure eingesetzt werden. Vasoaktive Substanzen wie Ergotalkaloide oder Sumatriptan sind ineffektiv und sollten nicht verwendet werden. Bei Vorliegen eines Dauerkopfschmerzes kann die Gabe eines β-Blockers, z. B. von Metoprolol in einer Dosierung von 2-mal 50 mg, erwogen werden. Zur symptomatischen Kupierung schwerer Kopfschmerzen kann auch eine therapeutische Lumbalpunktion eingesetzt werden. Bei mangelnder Wirksamkeit der konservativen Maßnahmen sind operative Interventionen zu veranlassen. In erster Linie zählt dazu ein ventrikuloperitonealer oder lumboperitonealer **Shunt**. Dadurch können sowohl die subjektiven Beschwerden als auch das Fortschreiten des Gesichtsfeldverlusts verhindert werden.

Eine **Fensterung** der Nervenscheide des N. opticus kann zur Remission des Pupillenödems und eingetretener Sehstörungen führen. Der Wirkmechanismus besteht wahrscheinlich in der Schaffung einer funktionellen Fistel, die den Abfluss des Liquor cerebrospinalis in die Orbita ermöglicht. Dies ist möglicherweise der Grund dafür, dass auch bei einer unilateralen Fensterung eine beidseitige Besserung der Sehstörungen und der sonstigen klinischen Symptome beobachtet werden kann.

Zur medikamentösen Reduktion der Liquorproduktion kann der Carboanhydrasehemmer Acetazolamid eingesetzt werden

Bei mangelnder Wirksamkeit der konservativen Maßnahmen sind operative Interventionen zu veranlassen

Hochdruckhydrozephalus

Pathophysiologie

Ein Hydrozephalus (■ **Tab. 2**) entsteht durch ein erhöhtes Volumen des Liquor cerebrospinalis, das entweder aus einer verstärkten Bildung oder aus einer gestörten Absorption resultiert [1, 5, 10, 11, 12, 13]. In Abgrenzung zum Hochdruckhydrozephalus entsteht der Normaldruckhydrozephalus durch eine Ausbreitung der Ventrikel in Folge eines atrophischen Prozesses. Ein Normaldruckhydrozephalus verursacht keine Kopfschmerzen.

Täglich werden etwa 500 ml Liquor cerebrospinalis gebildet, wobei die Sekretion vorwiegend im Plexus choroideus in den Seitenventrikel sowie im dritten und vierten Ventrikel stattfindet. Der Liquor cerebrospinalis strömt durch das Ventrikelsystem kaudal und tritt durch die Foramina Lusch-

Ein Normaldruckhydrozephalus verursacht keine Kopfschmerzen

Tab. 2 IHS-Code 7.1.2: Kopfschmerz zurückzuführen auf eine sekundäre Liquordrucksteigerung metabolischer, toxischer oder hormoneller Genese

Ein Kopfschmerz zurückzuführen auf einen erhöhten intrakraniellen Druck als Folge eines Kopftraumas, einer vaskulären Störung oder einer intrakraniellen Infektion wird entsprechend dieser Erkrankungen codiert. Ein Kopfschmerz zurückzuführen auf einen erhöhten intrakraniellen Druck als Nebenwirkung einer Medikation wird unter Kopfschmerz als Nebenwirkung zurückzuführen auf eine Dauermedikation codiert. Ein Normaldruckhydrozephalus verursacht keine Kopfschmerzen.

Diagnostische Kriterien

A. Kopfschmerz, der mindestens eines der folgenden Charakteristika aufweist und die Kriterien C und D erfüllt:
- tägliches Auftreten,
- diffus lokalisierter und/oder konstanter (nichtpulsierender) Schmerz,
- Verstärkung durch Husten oder Pressen

B. Es besteht eine intrakranielle Drucksteigerung, welche die folgenden Kriterien erfüllt:
- bewusstseinsklarer Patient entweder mit normalem neurologischem Untersuchungsbefund oder einem der folgenden pathologischen Befunde:
  - Papillenödem,
  - vergrößerter blinder Fleck,
  - Gesichtsfeldausfall (zunehmend bei fehlender Behandlung),
  - Abduzensparese;
- erhöhter Liquordruck (>200 mmH$_2$O bei nichtadipösen, >250 mmH$_2$O bei adipösen Patienten) bestimmt durch Lumbalpunktion im Liegen bzw. durch epidurales oder intraventrikuläres Druckmonitoring;
- normale Liquorzellzahl und Liquorchemie (erniedrigter Eiweißgehalt möglich);
- Ausschluss einer anderen intrakraniellen Erkrankung (einschließlich Hirnvenenthrombose) durch geeignete Untersuchungen.

C. Der Kopfschmerz tritt innerhalb von Wochen oder Monaten nach Beginn einer endokrinen Erkrankung, einer Hypervitaminose A oder der Einnahme von Substanzen (keine Medikamente) auf, die eine Erhöhung des Liquordrucks bewirken können.

D. Der Kopfschmerz verschwindet innerhalb von 3 Monaten nach Beseitigung der Ursache.

Bei einem Hydrocephalus communicans besteht eine Verlegung der Liquorpassage außerhalb des Ventrikelsystems

kae und Magendii in den Subarachnoidalraum über. Nach der Passage des Tentoriums und der Hemisphärenkonvexitäten wird der Liquor cerebrospinalis in den Arachnoidalzotten in das venöse System abgeleitet. Besteht eine Verlegung des Liquorflusswegs innerhalb des Ventrikelsystems, spricht man von einem **obstruktiven Hydrozephalus**. Bei einem Hydrocephalus communicans besteht eine Verlegung der Liquorpassage außerhalb des Ventrikelsystems.

Ursachen für den obstruktiven Hydrozephalus können zunächst angeborene Fehlbildungen sein. Dazu gehören:
- die Aquäduktstenose,
- das Dandy-Walker-Syndrom,
- die Arnold-Chiari-Fehlbildung,
- die Porenzephalie und
- Arachnoidalzysten.

Ursachen für einen erworbenen obstruktiven Hydrozephalus können sein:
- Adhäsion der Ventrikelwände
- Meningitis,
- Toxoplasmose,
- andere Infektionen,
- intraventrikuläre Blutungen,
- Traumata,
- Raumforderungen (◘ **Tab. 3**) und
- Malformationen.

Ursachen für einen Hydrocephalus communicans können sein:
- insbesondere Resorptionsstörungen aufgrund einer Verdickung der Leptomeningen nach Infektionen oder Blutungen;
- ein erhöhter Eiweißgehalt des Liquor cerebrospinalis mit der Folge einer erhöhten Viskosität und
- eine übermäßige Produktion von Liquor cerebrospinalis.

Tab. 3 IHS-Code 7.4.1: Kopfschmerz zurückzuführen auf einen erhöhten intrakraniellen Druck oder einen Hydrozephalus verursacht durch ein Neoplasma
Diagnostische Kriterien
A. Diffuser, nichtpulsierender Kopfschmerz, der mindestens eines der folgenden Charakteristika aufweist und die Kriterien C und D erfüllt: - begleitet von Übelkeit und/oder Erbrechen; - Verstärkung durch körperliche Anstrengung oder andere Aktivitäten, die den intrakraniellen Druck erhöhen können (z. B. Valsalva-Manöver, Husten oder Niesen); - attackenförmiges Auftreten [Kopfschmerzen können plötzlich einsetzen (Donnerschlagkopfschmerzen) und dann auch mit einem Bewusstseinsverlust einhergehen]
B. Nachweis eines raumfordernden intrakraniellen Tumors im kranialen CT oder MRT, der einen Hydrozephalus (z. B. Kolloidzyste des dritten Ventrikels) verursacht
C. Der Kopfschmerz entwickelt oder verschlechtert sich in engem zeitlichem Zusammenhang mit dem Hydrozephalus.
D. Der Kopfschmerz bessert sich innerhalb von 7 Tagen nach operativer Entfernung oder Volumenreduktion des Tumors.

Aufgrund der beschriebenen Mechanismen wird der Druck im Ventrikelsystem erhöht; es kommt zu einer ballonartigen Auftreibung der Ventrikel (◘ **Tab. 2**). Die Folge des weiteren Druckanstiegs ist eine Penetration des Liquor cerebrospinalis in die periventrikuläre weiße Substanz. Die mechanische Kompression bedingt eine Läsion der weißen Substanz und einen Umbau des Bindegewebes. Ein weiteres Fortschreiten führt zu einer Zerstörung der grauen Substanz und Reaktion der knöchernen Strukturen. Bei Kindern kann es zu einer massiven Erweiterung der Ventrikel mit einer ausgeprägten Umfangserweiterung der Kalotte kommen. Das Gehirn kann durch den erhöhten intraventrikulären Druck zu einem dünnen Saum komprimiert werden. Bei einem Teil der Kinder kann ein Normaldruckhydrozephalus entstehen, wobei der intrakranielle Druck sich wieder normalisiert, die Ventrikel jedoch dilatiert bleiben. Aufgrund eines labilen Zustands kann bei kleinen Kopfverletzungen oder bei anderen Erkrankungen wieder ein Druckanstieg ausgelöst werden.

Die mechanische Kompression bedingt eine Läsion der weißen Substanz und einen Umbau des Bindegewebes

Klinik

Beim Hydrozephalus im Säuglings- und Kleinkindalter vor Verschluss der Schädelnähte ist der Umfang der Schädelkalotte erhöht. Die vordere Fontanelle ist gespannt und zeigt einen erhöhten Widerstand gegen Druck. Es können eine Fluktuation der Bewusstseinslage sowie Übelkeit und Erbrechen vorliegen. Bei allmählicher Zunahme zeigt sich eine psychische und soziale **Persönlichkeitsstörung** sowie geistige Behinderung. Schreitet die Erkrankung weiter fort, kann sich das „Sonnenuntergangsphänomen", eine Retraktion des Oberlids und ein tonischer Abwärtsblick, zeigen. Kopfschmerzen treten insbesondere in der Nacht, nach dem Erwachen und nach einer REM-Schlafperiode mit erhöhtem intrakraniellem Blutfluss und daraus resultierendem erhöhtem intrakraniellem Druck auf. Der Hydrozephalus im Jugend- und Erwachsenenalter zeigt bei plötzlichem Beginn die Symptome des erhöhten intrakraniellen Drucks in Form von Kopfschmerzen, Übelkeit, Erbrechen, Papillenödem und schließlich reduzierter Bewusstseinslage (◘ **Tab. 4**). Des Weiteren ist eine Störung des Aufwärtsblicks möglich. Der Kopfschmerz, der die Symptomatik begleitet, äußert sich als **Dauerkopfschmerz**; jedoch wird auch ein anfallartiges Auftreten beobachtet, das dann Migräneanfällen ähnelt. In Verbindung mit den neurologischen Symptomen kann auch die Symptomatik einer Migräne mit Aura nachgeahmt werden. Insbesondere zeigt sich auch eine Verschlechterung der Symptomatik bei körperlicher Aktivität, z. B. beim Husten, Umhergehen, Treppensteigen oder Tragen von Gewichten. Bei kurzzeitigen Störungen der Zirkulation des Liquor cerebrospinalis mit zeitweisem Kompressionseffekt der kleinen Tonsillen im Foramen magnum kann bei einer Arnold-Chiari-Malformation vom Typ 1 ein Sekunden bis Minuten anhaltender pulsierender, pochender Kopfschmerz im okzipitalen Bereich und in der Vertexregion erzeugt werden.

Bei einem langsamen Verlauf kann sich ein organisches Psychosyndrom vom Schweregrad einer Pseudoneurasthenie – einer organischen Wesensänderung bis hin zur Demenz – entwickeln. Außerdem finden sich Gangstörungen in Form von trippelnden Bewegungen in kleinen Schritten und zudem eine Inkontinenz. Diese Symptomatik kann auch beim Normaldruckhydrozephalus auftreten, der jedoch nicht mit Kopfschmerzen einhergeht.

In fortgeschrittenen Erkrankungsstadien kann sich das „Sonnenuntergangsphänomen" zeigen

Der Hydrozephalus im Jugend- und Erwachsenenalter zeigt bei plötzlichem Beginn die Symptome des erhöhten intrakraniellen Drucks

Bei einem langsamen Verlauf kann sich ein organisches Psychosyndrom vom Schweregrad einer Pseudoneurasthenie entwickeln

Tab. 4 IHS-Code 7.1.3: Kopfschmerz zurückzuführen auf eine sekundäre Liquordrucksteigerung bei Hydrozephalus

Diagnostische Kriterien
A. Kopfschmerz, der wenigstens 2 der folgenden Charakteristika aufweist und die Kriterien C und D erfüllt: - diffuser Schmerz, - Verstärkung in den Morgenstunden, - Verstärkung durch Valsalva-ähnliche Manöver, - begleitet von Erbrechen, - begleitet von Papillenödem, Abduzensparese, Bewusstseinsstörung, Gangunsicherheit oder erhöhtem Kopfumfang (bei Kindern <5 Jahren)
B. Es besteht ein Hochdruckhydrozephalus, der die folgenden Kriterien erfüllt: - Ventrikelerweiterung in der zerebralen Bildgebung; - intrakranieller Druck >200 mmH$_2$O bei nichtadipösen oder >250 mmH$_2$O bei adipösen Patienten; - kein Vorliegen einer anderen Erkrankung, die einen erhöhten intrakraniellen Druck hervorrufen kann.
C. Der Kopfschmerz entwickelt sich in engem zeitlichem Zusammenhang zum erhöhten intrakraniellen Druck.
D. Der Kopfschmerz verschwindet innerhalb von 72 h nach Normalisierung des Liquordrucks.

Die Entstehung des Normaldruckhydrozephalus ist nicht eindeutig geklärt. Es wird angenommen, dass für eine begrenzte Zeit eine primäre Erhöhung des Liquordrucks besteht, die zu einer Ventrikelerweiterung führt. Kompensatorische Mechanismen ermöglichen eine Normalisierung des Liquordrucks, wobei jedoch die Ventrikelerweiterung und die neuronale Schädigung persistieren.

Diagnostik

In der Schädelübersichtsaufnahme können die Kalottengröße und die Nahtweite beurteilt werden. Im kraniellen CT bilden sich die vergrößerten Ventrikel ab. Sind der dritte Ventrikel und der Seitenventrikel erweitert, während der vierte Ventrikel eine normale Ausdehnung aufweist, deutet dies auf eine Aquäduktstenose hin. Die Kompression des vierten Ventrikels begründet den Verdacht auf eine Raumforderung in der hinteren Schädelgrube (◘ **Tab. 3**). Eine periventrikuläre Dichteminderung und verstrichene Sulci sind Hinweise auf einen erhöhten Liquordruck. Zeigen sich diese Zeichen nicht, liegt der Ventrikelerweiterung ein atrophischer Prozess zugrunde. Eine generalisierte Weitung der Liquorräume spricht für einen Hydrocephalus communicans. Weitere diagnostische Möglichkeiten sind:

- Ultraschalluntersuchungen,
- Zysternographie,
- intrakranielles Druckmonitoring und
- neuropsychologische Untersuchungen.

Die Kompression des vierten Ventrikels begründet den Verdacht auf eine Raumforderung in der hinteren Schädelgrube

Therapie

Bei einer akuten Verschlechterung im Rahmen eines Hochdruckhydrozephalus besteht die Möglichkeit, eine **Ventrikeldränage** durchzuführen oder einen ventrikuloperitonealen bzw. ventrikuloatrialen Shunt anzulegen [1, 3, 5, 7, 9, 10, 11, 12, 13, 14, 15, 16]. Besteht ein Hydrocephalus communicans, z. B. in Folge einer Blutung, kann durch eine **Lumbalpunktion** eine schnelle Linderung erreicht werden.

Bei einer allmählichen Verschlechterung besteht ebenfalls die Möglichkeit der Anlage eines ventrikuloperitonealen oder ventrikuloatrialen Shunts. Liegt ein Hydrocephalus communicans vor, ist auch ein lumboperitonealer Shunt praktikabel. Eine ätiologische Therapie, etwa bei einer Raumforderung, kann einen Shunt entbehrlich machen.

Eine ätiologische Therapie kann einen Shunt entbehrlich machen

Als Komplikationen einer Shuntanlage mit Shuntdysfunktion werden

- Hämatome,
- subdurale Hygrome,
- Infektionen und
- Obstruktionen

Auch bei funktionierenden Shunts können phasenweise Kopfschmerzen auftreten

beobachtet. Auch bei funktionierenden Shunts können phasenweise Kopfschmerzen auftreten. Diese beruhen wahrscheinlich auf einem vorübergehenden Anstieg des intrakraniellen Drucks. Die Dauer der Kopfschmerzen erstreckt sich über Stunden bis mehrere Wochen. Begleitend können Übelkeit, Erbrechen und Verhaltensveränderungen auftreten.

Zur ergänzenden medikamentösen Therapie können der Carboanhydrasehemmer Acetazolamid und das Schleifendiuretikum Furosemid eingesetzt werden. Flüssigkeitsrestriktion und hyperosmolare Substanzen wie Mannitol, Harnsäure und Glycerin werden gelegentlich noch verwendet.

Fazit für die Praxis

Idiopathische intrakranielle Hypertension:
- Zur Verlaufsbeobachtung eignet sich aus Gründen der Einfachheit die quantitative Perimetrie.
- Da bei vielen Patienten entweder kontinuierlich oder in wiederkehrenden Phasen eine chronische intrakranielle Drucksteigerung besteht, sollten auch langfristige Verlaufskontrollen mit Prüfung des Gesichtsfelds veranlasst werden.
- Ist die Ursache bekannt, sollte eine ätiologisch orientierte Therapie veranlasst werden. Soweit der Patient übergewichtig ist, wird in erster Linie eine Gewichtsreduktion angestrebt.
- Zur medikamentösen Reduktion der Liquorproduktion kann der Carboanhydrasehemmer Acetazolamid eingesetzt werden.
- Bei mangelnder Wirksamkeit der konservativen Maßnahmen müssen operative Interventionen veranlasst werden.

Hochdruckhydrozephalus:
- Die Kalottengröße und Nahtweite können in der Schädelübersichtsaufnahme beurteilt werden, während sich im kraniellen CT vergrößerte Ventrikel darstellen lassen.
- Bei einer akuten Verschlechterung im Rahmen eines Hochdruckhydrozephalus besteht die Möglichkeit, eine Ventrikeldränage durchzuführen.
- Bei akuten oder allmählichen Verschlechterungen kann ein ventrikuloperitonealer oder ventrikuloatrialer Shunt angelegt werden.
- Eine ätiologische Therapie kann einen Shunt entbehrlich machen.

Korrespondenzadresse

Prof. Dr. H. Göbel
Migräne- und Kopfschmerzzentrum, Neurologisch-verhaltensmedizinische Schmerzklinik Kiel
Heikendorfer Weg 9–27, 24149 Kiel
hg@schmerzklinik.de

Interessenkonflikt. Der korrespondierende Autor gibt für sich und seine Koautoren an, dass kein Interessenkonflikt besteht.

Literatur

1. Göbel H (2012) Die Kopfschmerzen, 3. Aufl. Springer, Heidelberg Berlin New York
2. Higgins JC, Arnold MJ (2009) Headache in a well-appearing young woman. Idiopathic intracranial hypertension. Am Fam Physician 80:1143
3. Kim JM, Kwok SK, Ju JH et al (2012) Idiopathic intracranial hypertension as a significant cause of intractable headache in patients with systemic lupus erythematosus: a 15-year experience. Lupus 21:542–547
4. Olesen J, Lipton RB (2004) Headache classification update 2004. Current opinion in neurology 17:275–282
5. Olesen J, Steiner TJ (2004) The International Classification of Headache Disorders, 2nd edn (ICDH-II). J Neurol Neurosurg Psychiatry 75:808–811
6. Olesen J, Steiner T, Bousser MG et al (2009) Proposals for new standardized general diagnostic criteria for the secondary headaches. Cephalalgia 29:1331–1336
7. Torbey MT, Geocadin RG, Razumovsky AY et al (2004) Utility of CSF pressure monitoring to identify idiopathic intracranial hypertension without papilledema in patients with chronic daily headache. Cephalalgia 24:495–502
8. Volcy M, Tepper SJ (2006) Cluster-like headache secondary to idiopathic intracranial hypertension. Cephalalgia 26:883–886
9. Freimann FB, Kroppenstedt S, Vajkoczy P, Sprung C (2011) Intracranial hypertension and the importance of cerebral venous drainage variability: a case report of headache as the initial clinical presentation of an intraspinal paraganglioma. Cent Eur Neurosurg (im Druck)
10. Willer L, Jensen RH, Juhler M (2010) Medication overuse as a cause of chronic headache in shunted hydrocephalus patients. J Neurol Neurosurg Psychiatry 81:1261–1264
11. Fitt GJ (1998) Headache and hydrocephalus. Aust Fam Physician 27:194–195
12. Titlic M, Jukic I, Kolic K et al (2008) An acute headache and hydrocephalus caused by the dermoid cyst. Bratisl Lek Listy 109:580–581

13. Whyte C, Eshkar N (2007) Images from headache: external hydrocephalus due to cryptococcal meningitis. Headache 47:1447–1448

14. Friedman DL (2010) Intracranial hypertension, headache and obesity: insights from magnetic resonance venography. Cephalalgia 30:1415–1416

15. Stellman-Ward GR, Bannister CM, Lewis MA, Shaw J (1997) The incidence of chronic headache in children with shunted hydrocephalus. Eur J Pediatr Surg 7(Suppl 1):12–14

16. Whyte CA (2011) Images from headache: unilateral hydrocephalus. Headache 51:142–144

Schmerz 2012 · 26:443–454
DOI 10.1007/s00482-012-1202-0
© Deutsche Schmerzgesellschaft e.V.
Published by Springer-Verlag -
all rights reserved 2012

Redaktion
H. Göbel, Kiel
R. Sabatowski, Dresden

J. Mauch · M. Weiss
Anästhesieabteilung, Universitäts-Kinderkliniken Zürich

Kaudalanästhesie bei Kindern

Stellenwert und Aspekte zur Sicherheit

Zusammenfassung

Der Kaudalblock ist die am häufigsten durchgeführte Regionalanästhesietechnik zur perioperativen Analgesie bei Kindern. Komplikationen treten äußerst selten auf. Dennoch sind bei der Indikationsstellung lokale und systemische Ausschlusskriterien zu prüfen. Zur Gewährleistung einer optimalen Qualität und Sicherheit sind technische Details strikt zu beachten. Intravaskuläre Injektionen sind unbedingt zu vermeiden. Zu deren Früherkennung ist der Adrenalinzusatz hilfreich. Die Wahl des Lokalanästhetikums (LA) hingegen dürfte hinsichtlich der Sicherheit von zweitrangiger Bedeutung sein. Als Adjuvans bietet Clonidin bei geringen Nebeneffekten die meisten Vorteile. Die systemische LA-Intoxikation ist eine sehr seltene, aber potenziell letale Komplikation. Entsprechend müssen alle Anstrengungen zu Prävention und Früherkennung unternommen werden. Kommt es trotzdem zum Herz-Kreislauf-Kollaps, werden unverzüglich Reanimationsmaßnahmen gemäß den aktuellen Leitlinien eingeleitet. Adrenalin ist dabei Erstlinienmedikation; die Lipidtherapie ist kein Ersatz, sondern eine mögliche sekundäre Ergänzung.

Schlüsselwörter

Lokalanästhetika · Adrenalin · Elektrokardiogramm · Blutdruck · Toxizität

Dieser modifizierte Beitrag erschien ursprünglich in *Der Anaesthesist* 2012 6:512–520.

Lernziel

Nach Lektüre dieses Beitrags
- wissen Sie, welche Voraussetzungen für die Durchführung eines Kaudalblocks (KB) erfüllt sein müssen,
- überblicken Sie die technischen Details, die es dabei zu beachten gilt,
- kennen Sie die Lokalanästhetika (LA) und Adjuvanzien, die beim KB zum Einsatz kommen,
- sind Sie mit den Maßnahmen zur Vermeidung bzw. zur frühen Erkennung und Therapie einer systemischen LA-Intoxikation vertraut.

Einleitung

Die Kombination von Allgemein- und Regionalanästhesie ist ein Grundpfeiler der modernen Kinderanästhesie. Sie vermindert Stressreaktionen, erlaubt eine Reduktion der Anästhetika und teilweise sogar einen Verzicht auf Opiate, wodurch postoperativ die Gefahr der Atemdepression sowie die Inzidenz von Übelkeit und Erbrechen reduziert werden. Die optimale und über Stunden anhaltende Analgesie gewährt ein ruhiges Erwachen und erhöht die Zufriedenheit von Patient, Eltern und medizinischem Personal. Bei richtiger Anwendung ist der Kaudalblock (KB) das optimale Regionalanästhesieverfahren zur perioperativen Analgesie bei vielen Eingriffen in der Kinderchirurgie.

Trotz des zunehmenden Trends zu peripheren Nervenblockaden [1] ist der KB die am häufigsten durchgeführte Regionalanästhesietechnik zur perioperativen Analgesie in der Kinderanästhesie. Er bietet eine zuverlässige Analgesie für alle Operationen der unteren Körperhälfte bis zum Nabel. Der KB ist einfach durchzuführen, entsprechend rasch erlernbar und eine sichere Technik [1, 2, 3]. Besondere Sorgfalt ist jedoch bei kleinen Säuglingen von Nöten, bei denen die korrekte Punktion des Hiatus sacralis gelegentlich schwieriger ist und Komplikationen häufiger sind [1, 3, 4].

Voraussetzungen

Sowohl inspektorisch als auch anamnestisch dürfen keine Hinweise auf pathologisch-anatomische Veränderungen des lumbosakralen Spinalkanals vorliegen, z. B. eine **Meningomyelozele**. Da diverse seltene Syndrome mit Anomalien im Bereich der Wirbelsäule einhergehen können, sollte im individuellen Fall die aktuelle Referenzliteratur konsultiert werden. Lokale Infekte oder eine schwere

Die optimale und über Stunden anhaltende Analgesie gewährt ein ruhiges Erwachen

Besondere Sorgfalt ist bei kleinen Säuglingen von Nöten

Lokale Infekte oder eine schwere Sepsis sind absolute Kontraindikationen für einen Kaudalblock

Pediatric caudal anesthesia · Importance and aspects of safety concerns

Abstract

Caudal block is a safe procedure commonly used for pediatric perioperative analgesia. Complications are extremely rare but nevertheless local and systemic contraindications must be excluded. Optimal safety and quality result when strict attention is paid to technical details. A local anesthetic (LA) containing epinephrine allows early detection of inadvertent intravascular LA administration; therefore an epinephrine/LA mixture is recommended at least for the test dose. In terms of safety the choice of LA itself is probably of secondary importance. Clonidine as an adjuvant has an excellent risk/benefit profile with minimal side effects. Inadvertent systemic LA intoxication is a rare but potentially fatal complication of regional anesthesia and measures for prevention and early detection are essential. Should circulatory arrest occur, immediate resuscitation following standard guidelines is to be initiated including the use of epinephrine as the first line drug. Intravenous administration of lipid solutions may be beneficial as a secondary adjunct to stabilize hemodynamics but is not an alternative to epinephrine.

Keywords

Anesthetics, local · Adrenaline · Electrocardiogram · Blood pressure · Toxicity

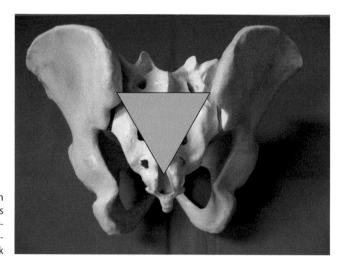

Abb. 1 ▶ Anatomische Landmarken für die Punktion des Hiatus sacralis am Skelett. Die Spinae iliacae posteriores superiores bilden mit dem Hiatus sacralis ein gleichseitiges Dreieck

Sepsis stellen absolute Kontraindikationen für einen KB dar [5], dies gilt ebenso für eine **Meningitis**. Eine Allergie auf Lokalanästhetika (LA) verbietet eine Regionalanästhesie. Die Ablehnung der Technik durch die Eltern oder das Kind muss respektiert werden. Insbesondere Kinder mit einer Behinderung profitieren von der optimalen Schmerzkontrolle mithilfe des KB. Dieser Aspekt sollte bei Vorliegen eines aktiven neurologischen Leidens in die Nutzen-Risiko-Analyse einfließen. Auch bei Kindern mit **ventrikuloperitonealem Shunt** muss der Nutzen eines KB gegen die zusätzlichen Risiken individuell abgewogen werden. Dabei muss v. a. die **Drucksteigerung** im Spinalkanal berücksichtigt werden, die durch die LA-Injektion verursacht wird [6].

Die anatomischen Landmarken für die Punktion am Skelett sind in ◘ **Abb. 1** dargestellt. Bei palpatorischer Unsicherheit hinsichtlich der ossären Strukturen kann der Hiatus sacralis sonographisch lokalisiert werden. Ansonsten wird der Ultraschall für die Kaudalpunktion nicht routinemäßig benötigt. Zur Supervision und zur Visualisierung der Ausbreitung des injizierten LA und damit der erfolgreichen Punktion des Epiduralraums kann die ultraschallgestützte Technik nützlich sein.

> **Der Ultraschall wird für die Kaudalpunktion nicht routinemäßig benötigt**

Bei unauffälliger standardisierter Gerinnungsanamnese des Kindes und der Eltern sollte auf eine laborchemische Analyse der Blutgerinnung vor Anlage eines KB verzichtet werden [5]. Bei Frühgeborenen ist darauf zu achten, dass **Vitamin K** (Konakion®) im üblichen Schema appliziert wurde. An der Institution der Autoren wird die Gabe von Konakion® 48–72 h vor einer elektiven Herniotomie in wacher Kaudalanästhesie bzw. Allgemeinanästhesie mit KB wiederholt. Grundsätzlich werden für die Anlage eines KB von den Autoren:

- ein Quick-Wert ≥50%,
- eine aktivierte partielle Thromboplastinzeit (aPTT) ≤50 s und
- eine Thrombozytenzahl ≥50•10⁹/l

gefordert. Bei auffälliger Anamnese muss eine gezielte Abklärung erfolgen. Je nach Ausprägung der Gerinnungsstörung müssen individuell Nutzen und Risiko evaluiert werden. Das Blutungsrisiko beim KB ist aus anatomischen und punktionstechnischen Gründen nicht gleich hoch anzusetzen wie bei den anderen zentralen Blockadetechniken. Vermutlich ist es eher den peripheren Nervenblockaden vergleichbar. In der Literatur wurde bislang kein epidurales Hämatom nach Anlage eines KB beschrieben. Eine Herz-Kreislauf-Überwachung mit nichtinvasiver, 1-minütlicher Blutdruckmessung und kontinuierlichem Elektrokardiogramm, in dem P-Welle, QRS-Komplex und T-Welle gut sichtbar dargestellt werden, ist eine obligatorische Voraussetzung bei der Anlage eines KB – wie auch bei jedem anderen regionalanästhetischen Verfahren. Insbesondere bei Adoleszenten werden **T-Wellenabnormitäten** mit der EKG-Ableitung II sensitiver erkannt als mit EKG-Ableitung I [7].

> **Die Herz-Kreislauf-Überwachung ist eine obligatorische Voraussetzung bei der Anlage eines Kaudalblocks**

Material

Eine Umfrage in der Association of Paediatric Anaesthetists of Great Britain and Ireland (APAGBI, [8]) ergab, dass von den Durchführenden für die Punktion eine Venenkanüle (69,7%) favorisiert wird, gefolgt von Hohlnadeln (16,2%) und Nadeln mit Stilett (14,1%). Eine mögliche Verschleppung

> **Für die Punktion wird eine Venenkanüle favorisiert**

von **epidermalem Gewebe** wurde mehrheitlich (91,5%) als nichtwahrscheinlich bezeichnet. Entsprechend verzichten 87,2% der Befragten auf eine Hautperforation vor der Punktion. Baris et al. [9] untersuchten Hohl- und Kaudalnadeln mit Stilett nach kaudaler Punktion auf zelluläres Material. In keiner Probe konnten Zellen mit mitotischer Aktivität aus dem Stratum basale gefunden werden. Zellen ohne mitotische Aktivität wurden in beiden Gruppen in 8,5% der Fälle identifiziert. Die beiden Nadeltypen unterschieden sich nicht hinsichtlich des potenziellen Transports von epidermalen Zellen. Es gibt keinen Fallbericht, in dem über einen Epidermoidtumor im Zusammenhang mit einer vorhergehenden Kaudalanästhesie berichtet wird. Hinsichtlich der Nadelgröße wurden 22-G-Modelle am häufigsten (68,6%) verwendet, gefolgt von 20-G- (17,6%), 24-G- (10,5%) und 18-G-Varianten (3,2%, [8]).

In der Institution der Autoren wird der KB seit vielen Jahren mit gutem Resultat und ohne lokale Komplikationen mithilfe einer Venenkanüle ohne vorherige Hautperforation gesetzt. Nach Perforation des Lig. sacrococcygeum wird die Plastikkanüle vorsichtig in den Periduralraum vorgeschoben. Dort erfolgt dies typischerweise ohne jeglichen Widerstand. Der Einsatz einer Plastikkanüle weist gegenüber einer einfachen Nadel oder Nadel mit Stilett entscheidende Vorteile auf: Mit der Entfernung der Punktionsnadel aus der Kanüle entfällt das Risiko der Verschleppung von epidermalem Gewebe in den Epiduralraum. Mit einer Plastikkanüle sind die Duraperforation und die Penetration ins Periost kaum wahrscheinlich, die Punktion einer Kaudalvene seltener und die Dislokation der Plastikkanüle während der LA-Injektion (vgl. Spritzenwechsel) eher unwahrscheinlich. Letzteres ist besonders wichtig, wenn der KB beim ehemals frühgeborenen wachen, unruhigen Patienten als alleinige Regionalanästhesie gesetzt wird. Für Kinder ≤10 kgKG bzw. bis zum Alter von 1 Jahr werden 24-G-, anschließend 22-G-Kanülen verwendet. Ab einem Patientenalter von 8–10 Jahren kommen 20-G-Kanülen zum Einsatz.

> **Mit einer Plastikkanüle sind die Duraperforation und die Penetration ins Periost kaum wahrscheinlich**

Durchführung

Sterilität

Auch wenn lediglich eine Einmalinjektion vorgesehen und in der Literatur nur 1 Fall einer schweren lokalen Infektion nach KB beschrieben ist [10], muss auf streng aseptisches Arbeiten geachtet werden. Die Einwirkzeit des entsprechenden Desinfektionsmittels muss zwingend abgewartet werden. Ein **alkoholhaltiges Desinfektionsmittel** ist zu empfehlen, da die Einwirkzeit lediglich 1 min beträgt [11, 12]. Das Tragen von sterilen Handschuhen ist Standard [8, 13].

> **Es muss auf streng aseptisches Arbeiten geachtet werden**

Lagerung

Die Lagerung des Patienten muss im Wesentlichen 2 Kriterien erfüllen:
- Der Hiatus sacralis muss für den Anästhesisten bequem punktierbar sein.
- Der Patient sollte sich während Punktion und LA-Injektion nicht aus dieser Lage heraus bewegen.

Beim schlafenden Kind hat sich die Seitenlage (◘ **Abb. 2a**) bewährt: Linksseitenlage für rechtshändig punktierende Anästhesisten und vice versa. Wird der KB beim kleinen wachen Säugling als alleinige Regionalanästhesie angelegt, empfiehlt sich die Punktion in der **Froschstellung** (◘ **Abb. 2b**). Dabei kann das wache Kind gut gegen die Unterlage fixiert und optimal stabilisiert werden. In Bezug auf Besonderheiten der Wachkaudalanästhesie wird auf die Arbeiten von Gerber u. Weiss [14] sowie Hölzle et al. [15] verwiesen.

> **Beim schlafenden Kind hat sich zur Punktierung die Seitenlage bewährt**

Punktion

Die palpatorische Lokalisation des Hiatus sacralis unter Berücksichtigung der ossären Landmarken (◘ **Abb. 1**) ist Standard. Der Ultraschall wird, wie erwähnt, selten [8] und in unklaren Situationen eingesetzt [16, 17]. Nach Perforation des Lig. sacrococcygeum sollte die Nadel maximal 1–2 mm vorgeschoben werden. Dies ist insbesondere bei kleinen Säuglingen streng zu beachten, denn bei der Geburt reicht der Duralsack bis auf Höhe von S4, mit 1 Jahr bis S2. Wird die Dura akzidentell perforiert, kann eine totale Spinalanästhesie resultieren. Die Häufigkeit einer **akzidentellen Duraperforation**

> **Nach Perforation des Lig. sacrococcygeum sollte die Nadel maximal 1–2 mm vorgeschoben werden**

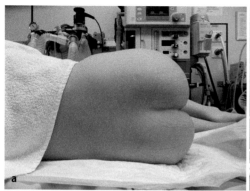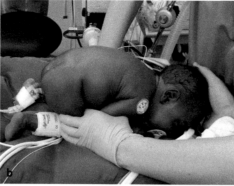

Abb. 2 ▲ Lagerung des Patienten zur Anlage des Kaudalblocks. **a** Seitenlage beim anästhesierten Kind; **b** Frosch-stellung beim wachen Säugling

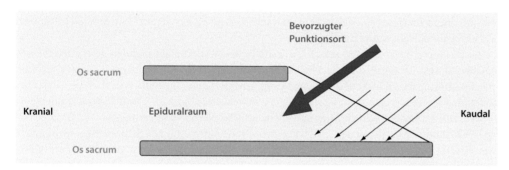

Abb. 3 ▲ Schematischer Sagittalschnitt durch den Hiatus sacralis. Der Epiduralraum ist am kranialen Rand des Hiatus sacralis am tiefsten und deutlich einfacher zu punktieren

wird in der Literatur mit 4:15.013 [3] und mit 6:8493 [1] angegeben. In der Arbeit von Ecoffey et al. [1] waren ausschließlich Säuglinge betroffen. Postpunktionelle Kopfschmerzen wurden nicht beob-achtet. Bei kleinen Säuglingen ist das Sakrum verhältnismäßig weich und mit einer Nadel leicht zu penetrieren. Wird das LA intraossär appliziert, werden rasch hohe Plasmaspiegel erreicht, die Symp-tome und Zeichen einer systemischen Intoxikation verursachen können.

Gelingt die Punktion des Hiatus sacralis nicht wie gewünscht, sind die beiden folgenden häufig begangenen Fehler zu überprüfen bzw. zu korrigieren:

- Der Anästhesist hat sich in der Beurteilung der Mittellinie von der Rima ani fehlleiten lassen. In Seitenlage verschiebt sich die Rima ani, abhängig von Volumen und Beschaffenheit der Weich-teile, vertikal bodenwarts.
- Die Punktion erfolgt im kaudalen Anteil des Hiatus sacralis. Hier ist die Distanz zwischen Lig. sacrococcygeum und Sakrumperiost sehr kurz. Nach Penetration des Ligaments steht die Nadel unmittelbar am Periost an und es ist schwierig, den epiduralen Raum ausfindig zu ma-chen. Letzterer ist am kranialen Rand des Hiatus sacralis am größten und deutlich einfacher zu punktieren (◘ **Abb. 3**).

Injektion

Vor und während der LA-Injektion sollte die Nadel bzw. Kanüle auf einen **passiven Rückfluss** von Blut (allenfalls von Liquor) hin geprüft und ein **Aspirationstest** durchgeführt werden, auch wenn damit die intravaskuläre Lage in 57% der Fälle nicht erkannt wird [18]. Die Injektion sollte langsam, über mindestens 1 min, erfolgen, um [19]:

- akute, exzessive Drucksteigerungen im Epidural-/Duralraum zu vermeiden,
- bei akzidenteller intravaskulärer Lage hohe LA-Plasmaspitzenspiegel zu vermeiden und
- eine systemische Intoxikation frühzeitig zu erkennen.

Bei kleinen Säuglingen ist das Sakrum mit einer Nadel leicht zu penetrieren

Die Injektion sollte langsam erfolgen

Nach Entfernen der Kanüle wird die Einstichstelle mit einem minimal auftragenden Klebeverband abgedeckt.

Der „Whoosh-Test" [20] ist nicht zu empfehlen [21], da die dabei durchgeführte epidurale Injektion von Luft zu einer qualitativ schlechten, fleckförmigen Anästhesie führen kann. Bei **Lachgaseinsatz** können epidurale Gasblasen entstehen. In der Literatur sind sogar **venöse Luftembolien** beschrieben [22].

Lokalanästhetikum

Eine möglichst gute und lang andauernde Analgesie wird angestrebt

Mit dem KB sollen nicht nur intraoperativ, sondern v. a. postoperativ Opiate eingespart werden. Zudem wird eine möglichst gute und lang andauernde Analgesie angestrebt. Aus diesen Gründen werden die lang wirksamen LA Bupivacain, Levobupivacain und Ropivacain eingesetzt. Welche Substanz für den KB präferenziell verwendet wird, ist regional sehr unterschiedlich. Eine Umfrage unter den APAGBI-Kinderanästhesisten [8] ergab vergleichbare Einsatzhäufigkeiten für razemisches Bupivacain (43,4%) und Levobupivacain (41,7%), während Ropivacain (13,4%) deutlich seltener verwendet wurde. Im Unterschied dazu kam im französischsprachigen Raum [1] in 85% aller Regionalanästhesien Ropivacain zum Einsatz.

Bupivacain zeigt die höchste Inzidenz motorischer Blockaden

Eine Literaturübersicht [23] zum LA mit der besten Wirksamkeit und den geringsten Nebeneffekten für den KB ergab, dass die 3 Substanzen hinsichtlich der Wirksamkeit, d. h. der Anschlagzeit, intraoperativen Qualität und postoperativen Analgesiedauer, ebenbürtig sind. Nebeneffekte betreffend zeigte Bupivacain die höchste Inzidenz motorischer Blockaden und Ropivacain die tiefste Blockade. Intraoperative selbstlimitierende hämodynamische Veränderungen sowie postoperative Übelkeit und Erbrechen traten unabhängig vom verwendeten LA auf. Schwere Nebenwirkungen wie kardiale und neurologische Toxizität wurden in den betrachteten randomisierten, kontrollierten Studien (bis August 2010) nicht beschrieben. In Tierexperimenten wurde hingegen gezeigt, dass Ropivacain und Levobupivacain verglichen mit razemischem Bupivacain im Provokationstest das bessere Risikoprofil aufweisen [24, 25]. In der täglichen Praxis wird für den KB in Kombination mit einer Allgemeinanästhesie meist 0,125%iges razemisches Bupivacain oder 0,2%iges Ropivacain verwendet. Für eine Analgesie der sakralen Segmente werden 0,5–0,7 ml/kgKG, für lumbale und sakrale Segmente 1–1,2 ml/kgKG und für den zusätzlichen Einschluss tief- bis mittelthorakaler Segmente 1,5 ml/kgKG benötigt [26]. In der Regel wird das LA-Gesamtvolumen <30 ml betragen. In speziellen Situationen können – unter Berücksichtigung der empfohlenen LA-Maximaldosis – bis maximal 40 ml appliziert werden.

Systemische Intoxikation mit dem Lokalanästhetikum

Allgemeines

Bei Säuglingen ist die Bindungskapazität für Lokalanästhetika im Plasma reduziert

Das Risiko einer systemischen LA-Intoxikation dürfte bei kleinen Kindern höher sein als bei Erwachsenen. Einerseits werden in Relation zum Körpergewicht hohe LA-Dosen appliziert. Die kleinen absoluten Volumina können mit den entsprechend kleineren Spritzen auch mit höherem Druck bzw. schneller verabreicht werden; dies kann schneller zu ausgeprägteren Nebenwirkungen führen. Weiterhin sind bei Säuglingen die Plasmaspiegel des sauren α_1-Glykoproteins niedriger, damit ist die Bindungskapazität für LA reduziert. Inwieweit dies jedoch klinisch von Bedeutung ist, ist nicht ganz klar. Insgesamt ist die systemische LA-Intoxikation ein seltenes Ereignis. Große Studien berichten über 8 Fälle bei 158.229 KB [2], 3 Fälle bei 15.013 KB [3] und 7 Fälle bei 8493 KB [1]; der Schweregrad der Intoxikation wird nicht beschrieben. Ein permanenter Schaden trat nicht auf. Es sind 2 Fälle mit **Herz-Kreislauf-Stillstand** nach KB und erfolgreicher Reanimation beschrieben [27, 28]. In einem Fall [27] wurde akzidentell 1%iges Ropivacain anstelle der vorgesehenen 0,2%igen Lösung appliziert, woraus eine 5-fache Überdosierung resultierte. Im anderen Fall [28] wird eine unbemerkte systemische Injektion als Ursache für den Herz-Kreislauf-Kollaps vermutet.

Im Gegensatz zu Erwachsenen werden bei Kindern LA in der Regel in tiefer Sedierung oder Allgemeinanästhesie appliziert. Unter diesen Umständen fehlen bei akzidenteller intravaskulärer Injektion die neurologischen Frühwarnzeichen einer systemischen Intoxikation wie:

- Unruhe,
- Tinnitus,

— Sehstörungen und
— verwaschene Sprache.

Beim relaxierten Kind ist ein Krampfanfall nicht sichtbar. Die kardiovaskuläre Depression mit Herz-Kreislauf-Kollaps kann ohne andere Symptome oder Zeichen unvermittelt auftreten. Ursächlich dürfte in den meisten Fällen eine unbemerkte intravasale LA-Injektion oder ein Dosierungsfehler sein (Verwechslung in der Konzentration des LA, [1, 27]). Zeichen der zunehmenden **kardialen Toxizität** sind:
— Bradykardie,
— Hypotonie,
— verbreiterte QRS-Komplexe und
— hohe T-Wellen.

Sie können dem Herz-Kreislauf-Kollaps vorausgehen [27, 29].

Maßnahmen zur Verhinderung

Primär muss sichergestellt werden, dass das richtige Medikament in der richtigen Konzentration und Menge vorbereitet ist. Insbesondere die Konzentration muss genau kontrolliert werden, da für eine bestimmte Substanz in verschiedenen Konzentrationen oft ähnliche Verpackungen und Aufkleber für die Spritzenbeschriftung gewählt werden. Ein Irrtum in der Konzentration kann fatale Folgen haben [27]. Die zu injizierende Menge wird anhand der Größe bzw. des Gewichts des Kindes und der gewünschten Ausbreitung der Analgesie individuell berechnet. Hier erhöht das **Vieraugenprinzip** – die Kontrolle der zu applizierenden Menge durch eine zweite Person – die Sicherheit. Die empfohlenen Höchstdosen sollten berücksichtigt werden [5]:
— 2,5 mg/kgKG für Bupivacain und
— 3 mg/kgKG für Ropivacain.

Während der LA-Applikation müssen verschiedene Punkte beachtet werden. Die American Society of Regional Anesthesia and Pain Medicine (ASRA) weist darauf hin, dass es keine einzelne Maßnahme gibt, die eine systemische LA-Intoxikation mit Sicherheit verhindert. Infolgedessen empfiehlt sie, parallel verschiedene Aspekte zu beachten, die die Sicherheit der Regionalanästhesie erhöhen (◘ **Tab. 1**). Erstaunlich ist die Diskrepanz zwischen hohem Empfehlungsgrad und niedrigem Evidenzlevel. Untersuchungen an Babyschweinen konnten jedoch kürzlich belegen, dass eine schnelle Injektionsgeschwindigkeit, wenn sie akzidentell intravasal erfolgt, zu überproportional hohen Plasmaspiegeln und zu einem unmittelbaren Herz-Kreislauf-Kollaps führt. Bei einer langsamen Injektionsgeschwindigkeit hingegen wird der Anästhesist, wenn akzidentell intravasal appliziert wird, durch eine langsam progrediente Herz-Kreislauf-Depression bereits bei einer niedrigeren verabreichten Dosis auf die Problematik aufmerksam und kann die LA-Injektion stoppen [19]. Diese Resultate belegen eindeutig den Nutzen bzw. die Wichtigkeit der langsamen Injektionstechnik.

Eine akzidentelle intravasale LA-Applikation muss so rasch wie möglich erkannt und gestoppt werden. Die **adrenalinhaltige Testdosis** zur frühzeitigen Erkennung einer intravasalen Injektion wird in der Literatur kontrovers diskutiert und in der Praxis nicht konsequent verwendet. In der pädiatrischen Anästhesie sollte die Testdosis 0,5–1 µg/kgKG Adrenalin (maximal 15 µg) enthalten. Die hämodynamische Reaktion variiert je nach verwendetem Anästhetikum (Halothan, Isofluran, Sevofluran, Propofol) und ist davon abhängig, ob zuvor Atropin verabreicht wurde. Verglichen mit dem kardiovaskulären Steady State in Narkose, gelten als Schwellenwerte für eine positive Reaktion [31]:
— eine Zunahme der Herzfrequenz um ≥10 Schläge/min,
— eine Zunahme des systolischen Blutdrucks um ≥15 mmHg und
— eine Zunahme der T-Welle im EKG um ≥25% des Ausgangswerts.

Bei der Anlage der Regionalanästhesie muss eine adäquate Narkosetiefe gewährleistet sein, da ansonsten die durch die Punktion ausgelöste Schmerzreaktion einen positiven Testdosiseffekt vortäuschen kann. Wird das Kind unbeabsichtigt stimuliert, muss mit der Injektion der Testdosis bis zum erneuten Erreichen der Steady-State-Bedingungen gewartet werden. Eine kürzlich durchgeführte Untersuchung an Kindern im Alter von 1 Monat bis 16 Jahren in Sevoflurannarkose [7] zeigte, dass

Beim relaxierten Kind ist ein Krampfanfall nicht sichtbar

Insbesondere die Konzentration des Medikaments muss genau kontrolliert werden

Keine einzelne Maßnahme kann eine systemische Intoxikation mit dem Lokalanästhetikum mit Sicherheit verhindern

Eine akzidentelle intravasale LA-Applikation muss so rasch wie möglich erkannt und gestoppt werden

Bei der Anlage der Regionalanästhesie muss eine adäquate Narkosetiefe gewährleistet sein

Tab. 1 Maßnahmen zur Prävention einer systemischen LA-Intoxikation. (Adaptiert nach [30])

Maßnahme	Empfehlungsklasse	Evidenz-grad
Niedrigste effektive LA-Dosis applizieren	I	C
Gesamtdosis in mehreren kleinen Teildosen mit intermittierenden Pausen von 15–30 s verabreichen	I	C
Aspirationsprobe mit Nadel oder Katheter vor LA-Injektion durchführen	I	C
Bei Verabreichung von potenziell toxischen LA-Dosen wird der Zusatz eines intravasalen Markers (Adrenalin) empfohlen.	IIa	B
Eine LA-Injektion unter Ultraschallkontrolle kann möglicherweise die Häufigkeit einer intravasalen Injektion reduzieren.	IIa	C

LA Lokalanästhetikum.

eine i.v.-injizierte Testdosis von Bupivacain mit Adrenalin (1 µg/kgKG, maximal 15 µg) in 100% der Fälle erkannt wird, wenn das EKG (Herzfrequenz und T-Welle) über 1 min beobachtet und der Blutdruck 1 min nach Injektion nichtinvasiv gemessen wird. Neben der Zunahme der Herzfrequenz muss auch die Abnahme um ≥10 Schläge/min als positives Zeichen gewertet werden. Möglicherweise handelt es sich dabei um eine **Reflexbradykardie**, ausgelöst durch den Blutdruckanstieg. Die Veränderungen von Herzfrequenz, T-Welle und Blutdruck sind altersabhängig. Bei kleinen Kindern tritt die T-Wellenerhöhung äußerst zuverlässig auf, bei Adoleszenten hingegen nicht. Bei Letzteren kommt es häufig zu einer Reduktion der T-Welle oder zu einem biphasischen Verlauf (◘ **Abb. 4**). Die Veränderung der Herzfrequenz (insbesondere die Abnahme) und der Anstieg des systolischen Blutdrucks 1 min nach Injektion sind bei Adoleszenten die deutlich sensitiveren Parameter. Ob die hohe Aussagekraft und Zuverlässigkeit der Testdosis bei Kindern in Sevoflurananästhesie auch während einer i.v.-Anästhesie mit Propofol gegeben ist, bleibt noch zu klären [32].

Ob die T-Wellenerhöhung im EKG durch den Adrenalinzusatz oder durch das LA selbst zustande kommt, wurde in der Vergangenheit kontrovers diskutiert und hat zu etlichen Verwirrungen geführt. Differenzierte Untersuchungen an Schweinen haben gezeigt, dass Adrenalin niedrig dosiert, beispielsweise als Testdosiszusatz mit 1 µg/kgKG, T-Wellenveränderungen bewirkt. Bupivacain allein kann, wenn hohe Dosen i.v. verabreicht werden, ebenfalls T-Wellenerhöhungen verursachen [29]. Dies darf jedoch nicht als Frühwarnzeichen einer systemischen Intoxikation gewertet werden, sondern ist bereits Zeichen der kardialen Toxizität mit drohendem Herz-Kreislauf-Kollaps. Mit anderen Worten: Wenn durch Bupivacain hervorgerufene T-Wellenerhöhungen detektiert werden, ist es eigentlich schon zu spät. Für die Früherkennung einer intravasalen Injektion erforderlich sind:
- der Adrenalinzusatz,
- eine kontinuierliche EKG-Überwachung und
- Blutdruckmessungen in 1-minütlichen Abständen.

Therapie

Die systemische LA-Intoxikation ist eine schwerwiegende Komplikation mit potenziell letalem Ausgang. Entsprechend müssen alle Anstrengungen zu Prävention und Früherkennung unternommen werden. Kommt es trotzdem zum Herz-Kreislauf-Kollaps, muss unverzüglich gemäß den aktuellen Leitlinien reanimiert werden. Als zusätzliche Maßnahme bei systemischer LA-Intoxikation wird seit einigen Jahren die Therapie mit Intralipid®, die **„lipid rescue"**, propagiert (http://www.lipidrescue.org). Das Konzept hat große Akzeptanz und durch die Aufnahme in Leitlinien weite Verbreitung gefunden, obwohl vieles nicht klar ist [33]. In diversen Kasuistiken – einschließlich pädiatrischer Fälle – wurde der erfolgreiche Einsatz beschrieben. Relevante Nebenwirkungen sind bis jetzt nicht dokumentiert. Vereinzelt wurde Intralipid® sogar als Erstlinientherapie bei systemischer Intoxikation vorgeschlagen [34, 35]. Untersuchungen an Babyschweinen belegten jedoch, dass sowohl bei schwerer Herz-Kreislauf-Depression infolge einer LA-Intoxikation als auch beim Herz-Kreislauf-Stillstand Adrenalin als Erstlinientherapie deutlich effektiver als Intralipid® ist und somit unverzichtbar bleibt [36, 37]. Entsprechend muss bei einer LA-Intoxikation mit Herz-Kreislauf-Depression oder -kollaps weiterhin primär nach den klassischen Algorithmen reanimiert und Intralipid® in zweiter Linie eingesetzt werden.

Tritt beim wachen Patienten LA-induziert ein generalisierter Krampfanfall auf, kann die Therapie mit Propofol effektiv sein. Verantwortlich dafür ist wahrscheinlich die **antikonvulsive Eigenschaft**

Bei kleinen Kindern tritt die T-Wellenerhöhung anders als bei Adoleszenten äußerst zuverlässig auf

Durch Bupivacain hervorgerufene T-Wellenerhöhungen sind bereits ein Zeichen der kardialen Toxizität

Bei schwerer Herz-Kreislauf-Depression oder Kollaps infolge einer Intoxikation mit dem Lokalanästhetikum ist Adrenalin unverzichtbar

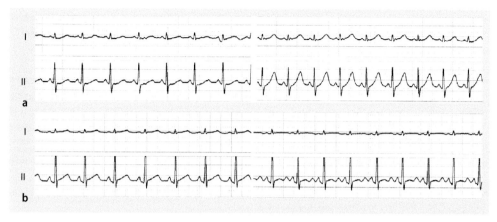

Abb. 4 ▲ EKG-Ableitungen I und II vor (*links*) und nach (*rechts*) i.v.-Injektion einer Testdosis von 0,125%igem Bupivacain mit Adrenalin 1:200.000. **a** Ein 5,3-jähriges Mädchen, **b** ein 15-jähriges Mädchen

von Propofol und nicht der Lipidanteil in der Formulierung. Auf keinen Fall darf Propofol als Intralipid®-Ersatz beim LA-induzierten Herz-Kreislauf-Kollaps verwendet werden. *Cave*: Propofol ist in dieser Situation aufgrund seiner kardiodepressiven Eigenschaften absolut kontraindiziert.

> Auf keinen Fall darf Propofol als Ersatz des Lipidverfahrens beim lokalanästhetikainduzierten Herz-Kreislauf-Kollaps verwendet werden

Adjuvanzien zum Lokalanästhetikum

Um die Wirkung des LA bzw. die Analgesie des KB zu verlängern und/oder zu verstärken, werden immer wieder medikamentöse Zusätze getestet. Dadurch können die Gesamtdosis des LA und dosisabhängige Nebenwirkungen reduziert werden. Insbesondere durch Reduktion der LA-Konzentration treten weniger motorische Blockaden auf, was die Frühmobilisation ermöglicht und das Wohlbefinden der Kinder steigert. Die folgenden Abschnitte geben eine Übersicht über die meistdiskutierten Adjuvanzien.

> Durch den Einsatz von Adjuvanzien können die Gesamtdosis des Lokalanästhetikums und dosisabhängige Nebenwirkungen reduziert werden

Adrenalin. Adrenalin führt nur zu einer unwesentlichen Wirkungsverlängerung des LA. In einer Konzentration von 5 µg/ml wird es hauptsächlich als Testdosis verwendet (0,1–0,2 ml/kgKG, maximal 15 µg). Durch die **vasokonstriktorischen Eigenschaften** könnte theoretisch lokal die Perfusion des Rückenmarks kompromittiert werden, bisher hat sich dies aber nicht klinisch manifestiert. Untersuchungen an Kaninchen mit epidural verabreichtem 2%igem Lidocain+Adrenalin ergaben keine Reduktion des spinalen Blutflusses. Jedoch war die Aufrechterhaltung eines adäquaten systemischen Blutdrucks für die spinale Perfusion relevant [38].

Clonidin. Clonidin wird in einer Dosierung von 1–2 µg/kgKG verwendet. Bei 1- bis 5-jährigen Kindern konnte die Analgesiedauer des KB mit 0,2%igem Ropivacain durch die Zugabe von 2 µg/kgKG Clonidin von 291 min auf 492 min verlängert werden [39]. Der **sedierende Nebeneffekt** von Clonidin reduziert die Inzidenz eines Aufwachdelirs, ist aber auch ein Grund, weshalb in der ambulanten Chirurgie gelegentlich auf Clonidin verzichtet wird. Bei kleinen Säuglingen, insbesondere bei ehemals Frühgeborenen, können nach kaudaler Clonidinapplikation Apnoen auftreten. In der Institution der Autoren wird deshalb bei Säuglingen <3 Monaten und bei ehemals Frühgeborenen mit <60 Gestationswochen auf den Clonidinzusatz bei Anlage eines KB verzichtet. Andere Einrichtungen verwenden Clonidin bei Patienten in einem Alter >6 Monate oder mit einem Körpergewicht >10 kg [26]. Anhand der Literatur ist diesbezüglich derzeit keine evidenzbasierte Empfehlung möglich.

> Bei kleinen Säuglingen können nach kaudaler Clonidinapplikation Apnoen auftreten

Opiate. Die Analgesie des KB wird einzig durch Morphin in klinisch relevanter Weise verlängert. Nebenwirkungen wie
- Nausea,
- Pruritus,
- Harnretention und
- Atemdepression

Opiatzusätze zum Kaudalblock haben sich in der klinischen Routine nicht durchgesetzt

Ketamin wird auch heute noch von Experten als Adjuvans empfohlen

sind jedoch nicht selten. Entsprechend muss bei ambulanten Eingriffen von Morphin als Zusatz zum KB abgeraten werden [40]. Opiatzusätze zum KB haben sich in der klinischen Routine nicht durchgesetzt [8] und bleiben Einzelfällen vorbehalten.

Ketamin. Die epidurale Gabe von 0,5–1 mg/kgKG S-Ketamin führt zu einer relevanten Wirkungsverlängerung des LA um mehrere Stunden: Der Zusatz von 0,5 mg/kgKG S-Ketamin zu 0,2%igem Ropivacain bewirkte eine Verlängerung der Analgesiedauer von 291 min auf 701 min [39]. Aufgrund dieses deutlichen Effekts wurde Ketamin oft als Ergänzung zum KB verwendet [8]; auch heute noch wird es von Experten empfohlen [40]. Andererseits liegen Berichte über die **Neurotoxizität** von Ketamin vor [41], sodass viele Anästhesisten aus Sicherheitsgründen wieder davon abraten [5, 13, 42].

Midazolam und Neostigmin. Aufgrund der beschränkten Datenlage kann keine Empfehlung für den klinischen Einsatz gegeben werden [5, 13].

Fazit für die Praxis

— Der KB ist nach wie vor die häufigst durchgeführte Regionalanästhesietechnik zur perioperativen Analgesie in der Kinderanästhesie und zudem ein sehr sicheres Verfahren. Meist wird er beim schlafenden Kind angelegt.
— Für optimalen Erfolg und Sicherheit müssen bei der Durchführung technische Details beachtet werden. Der Prävention und Früherkennung einer systemischen LA-Intoxikation gebührt dabei besondere Aufmerksamkeit.
— Die langsame Injektion des LA unter intermittierender Aspirations-/Rückflussprobe ist obligatorisch, um eine intravasale Injektion primär zu verhindern bzw. hohe Plasmaspiegel bei akzidenteller intravasaler Injektion zu vermeiden.
— Neben dem LA sollte Adrenalin als Marker einer akzidentellen intravaskulären LA-Injektion verwendet werden.
— Eine kontinuierliche EKG-Überwachung und 1-minütliche Blutdruckmessung sind bei der LA-Injektion obligatorisch.
— Im Fall einer akuten LA-induzierten Herz-Kreislauf-Depression bzw. eines Herz-Kreislauf-Kollapses ist Adrenalin weiterhin die unverzichtbare Erstlinienmedikation.
— Die Lipidtherapie ist kein Ersatz für Adrenalin. Sie hilft als ergänzende Maßnahme, den Kreislauf zu stabilisieren.

Korrespondenzadresse

Dr. J. Mauch
Anästhesieabteilung, Universitäts-Kinderkliniken Zürich
Steinwiesstr. 75, 8032 Zürich
jacqueline.mauch@kispi.uzh.ch

Interessenkonflikt. Die korrespondierende Autorin gibt für sich und ihren Koautor an, dass kein Interessenkonflikt besteht.

Korrespondenzadresse

Dr. B. Hußmann
Klinik für Unfallchirurgie, Universitätsklinikum Essen
Hufelandstraße 55, 45122 Essen
bjoern.hussmann@uk-essen.de

Interessenkonflikt. Der korrespondierende Autor gibt an, dass kein Interessenkonflikt besteht.

Literatur

1. American College of Surgeons (2008) Advanced Trauma Life Support Course: Student Manual, 8th edn. American College of Surgeons, Chicago, IL
2. Bouillon B (2009) Do we really not need a „trauma leader" in the emergency room? Unfallchirurg 112:400–401
3. Boyd M, Vanek VW, Bourguet CC (1992) Emergency room resuscitative thoracotomy: when is it indicated? J Trauma 33:714–721
4. Clarke JR, Trooskin SZ, Doshi PJ et al (2002) Time to laparotomy for intra-abdominal bleeding from trauma does affect survival for delays up to 90 min. J Trauma 52:420–425
5. Cohn SM, Lyle WG, Linden CH, Lancey RA (1991) Exclusion of cervical spine injury: a prospective study. J Trauma 31:570–574
6. Cook RE, Keating JF, Gillespie I (2002) The role of angiography in the management of haemorrhage from major fractures of the pelvis. J Bone Joint Surg Br 84:178–182
7. CRASH-2 Collaborators, Roberts I, Shakur H, Afolabi A et al (2011) The importance of early treatment with tranexamic acid in bleeding trauma patients: an exploratory analysis of the CRASH-2 randomised controlled trial. Lancet 377:1096–1101
8. DeAngelis NA, Wixted JJ, Drew J et al (2008) Use of the trauma pelvic orthotic device (T-POD) for provisional stabilisation of anterior-posterior compression type pelvic fractures: a cadaveric study. Injury 39:903–906
9. Deutsche Gesellschaft für Unfallchirurgie (2006) Weißbuch Schwerverletzten-Versorgung. Empfehlungen zur Struktur, Organisation und Ausstattung stationärer Einrichtungen zur Schwerverletzten-Versorgung in der Bundesrepublik Deutschland. www.dgu-online.de/pdf/unfallchirurgie/weissbuch/weissbuch.pdf
10. Deutsche Gesellschaft für Unfallchirurgie (2011) Leitlinie „Polytrauma/Schwerverletzten-Behandlung". www.awmf.org/leitlinien/aktuelle-leitlinien/ll-liste/deutsche-gesellschaft-fuer-unfallchirurgie-ev.html
11. Deutsche Gesellschaft für Unfallchirurgie, Sektion Intensiv- & Notfallmedizin, Schwerverletztenversorgung (2010) TraumaRegister® DGU, Jahresbericht 2010. www.traumaregister.de/images/stories/downloads/jahresbericht_2010.pdf
12. Dyer DS, Moore EE, Mestek MF et al (1999) Can chest CT be used to exclude aortic injury? Radiology 213:195–202
13. Fleck SK, Langner S, Baldauf J et al (2011) Incidence of blunt craniocervical artery injuries: use of whole-body computed tomography trauma imaging with adapted computed tomograhy angiography. Neurosurgery 69:615–624
14. Görlinger K, Hanke A, Dirkmann D et al (2009) Impact of a thrombelastometry-based algorithm for point-of-care coagulation management on blood transfusion rate in trauma patients. Hamostaseologie 29:A54
15. Harley JD, Mack LA, Winquist RA (1982) CT of acetabular fractures: comparison with conventional radiography. AJR Am J Roentgenol 138:413–417
16. Hess JR, Brohi K, Dutton RP et al (2008) The coagulopathy of trauma: a review of mechanisms. J Trauma 65:748–754
17. Holcomb JB, Wade CE, Michalek JE et al (2008) Increased plasma and platelet to red blood cell ratios improves outcome in 466 massively transfused civilian trauma patients. Ann Surg 248:447–458
18. Huber-Wagner S, Lefering R, Qvick LM et al (2009) Effect of whole-body CT during trauma resuscitation on survival: a retrospective, multicentre study. Lancet 373:1455–1461
19. Hurlbert RJ (2000) Methylprednisolone for acute spinal cord injury: an inappropriate standard of care. J Neurosurg 93 (Suppl 1):1–7
20. Hußmann B, Taeger G, Lefering R et al; TraumaRegister der Deutschen Gesellschaft für Unfallchirurgie (2011) Lethality and outcome in multiple injured patients after severe abdominal and pelvic trauma: Influence of preclinical volume replacement – an analysis of 604 patients from the trauma registry of the DGU. Unfallchirurg 114:705–712
21. Hussmann B, Taeger G, Wanke I et al (2009) Embolization of life-threatening intercostal hemorrhaging in a severely injured patient: a rarity in trauma care. Unfallchirurg 112:1070–1074
22. Kish G, Kozloff L, Joseph WL, Adkins PC (1976) Indications for early thoracotomy in the management of chest trauma. Ann Thorac Surg 22:23–28
23. Kühne CA, Mand C, Lefering R et al (2011) Urgency of neurosurgical interventions for severe traumatic brain injury. Unfallchirurg [Epub ahead of print]
24. Lendemans S, Heuer M, Nast-Kolb D et al (2008) Significance of liver trauma for the incidence of sepsis, multiple organ failure and lethality of severely injured patients. An organ-specific evaluation of 24,771 patients from the trauma register of the DGU. Unfallchirurg 111:232–239
25. Lendemans S, Kreuzfelder E, Waydhas C et al (2004) Clinical course and prognostic significance of immunological and functional parameters after severe trauma. Unfallchirurg 107:203–210
26. Manley G, Knudson MM, Morabito D et al (2001) Hypotension, hypoxia, and head injury: frequency, duration, and consequences. Arch Surg 136:1118–1123
27. Matthes G, Stengel D, Seifert J et al (2003) Blunt liver injuries in polytrauma: results from a cohort study with the regular use of whole-body helical computed tomography. World J Surg 27:1124–1130
28. Moore FO, Goslar PW, Coimbra R et al (2011) Blunt traumatic occult pneumothorax: is observation safe? – Results of a prospective, AAST multicenter study. J Trauma 70:1019–1023
29. Nast-Kolb D, Trupka A, Ruchholtz S, Schweiberer L (1998) Abdominal trauma. Unfallchirurg 101:82–91. Erratum in: Unfallchirurg 101:295
30. Nast-Kolb D, Waydhas C, Kastl S et al (1993) The role of an abdominal injury in follow-up of polytrauma patients. Chirurg 64:552–559
31. Pal JD, Victorino GP (2002) Defining the role of computed tomography in blunt abdominal trauma: use in the hemodynamically stable patient with a depressed level of consciousness. Arch Surg 137:1029–1032
32. Pape HC, Tornetta P, Tarkin I et al (2009) Timing of fracture fixation in multitrauma patients: the role of early total care and damage control surgery. J Am Acad Orthop Surg 17:541–549
33. Pehle B, Nast-Kolb D, Oberbeck R et al (2003) Significance of physical examination and radiography of the pelvis during treatment in the shock emergency room. Unfallchirurg 106:642–648
34. Platzer P, Jaindl M, Thalhammer G et al (2006) Clearing the cervical spine in critically injured patients: a comprehensive C-spine protocol to avoid unnecessary delays in diagnosis. Eur Spine J 15:1801–1810
35. Ruchholtz S, Waydhas C, Schroeder T et al (2002) The value of computed tomography in the early treatment of seriously injured patients. Chirurg 73:1005–1012
36. Vos PE et al (2006) Mild traumatic brain injury. In: Hughes RA, Brainin M, Gilhus NE (eds) European handbook of neurological management. Blackwell, Oxford, chapter 16
37. Wanek S, Mayberry JC (2004) Blunt thoracic trauma: flail chest, pulmonary contusion, and blast injury. Crit Care Clin 20:71–81
38. Westhoff J, Laurer H, Wutzler S et al (2008) Interventional emergency embolization for severe pelvic ring fractures with arterial bleeding. Integration into the early clinical treatment algorithm. Unfallchirurg 111:821–828

Schmerz 2012 · 26:609–619
DOI 10.1007/s00482-012-1238-1
Online publiziert: 28. September 2012
© Deutsche Schmerzgesellschaft e.V.
Published by Springer-Verlag -
all rights reserved 2012

Redaktion
H. Göbel, Kiel
R. Sabatowski, Dresden

N. Üçeyler · C. Sommer
Neurologische Klinik, Universitätsklinikum Würzburg

Morbus Fabry

Diagnostik und Therapie

Zusammenfassung

Der M. Fabry ist eine X-chromosomal vererbte lysosomale Speicherkrankheit mit Mangel des Enzyms α-Galaktosidase A und Ablagerung des Glykosphingolipids Globotriaosylceramid-3 (Gb-3) in den Lysosomen. Die Multisystemerkrankung betrifft in schwerer Ausprägung in erster Linie Männer; Genträgerinnen können aber ebenfalls betroffen sein. Lebenslimitierend sind der kardiale, renale und zerebrale Befall – letzterer bedingt durch Schlaganfälle im jüngeren Lebensalter. Das periphere Nervensystem ist im Sinne einer Small-fiber-Neuropathie betroffen, was sich in charakteristischen, meist hitzeinduzierten akralen Schmerzen äußert. Diese Schmerzen sind ein Erstsymptom, das häufig verkannt und unzureichend behandelt wird. Als Behandlungsoption steht eine Enzymersatztherapie zur Verfügung. Die Therapie Fabry-assoziierter Schmerzen erfolgt nach den Prinzipien der Behandlung neuropathischer Schmerzen, jedoch mit einigen Besonderheiten, die im vorliegenden Beitrag erläutert werden sollen.

Schlüsselwörter

M. Fabry · α-Galaktosidase A · Globotriaosylceramid · Neuropathische Schmerzen · Enzymersatztherapie

Lernziele

Nach Lektüre dieses Beitrags über den M. Fabry
— **kennen Sie die Pathophysiologie dieser X-chromosomal vererbten lysosomalen Speicherkrankheit.**
— **wissen Sie, bei welchen Symptomen an die Differenzialdiagnose M. Fabry gedacht werden muss und welche Diagnostik einzuleiten ist.**
— **sind Ihnen die wichtigsten Organmanifestationen geläufig.**
— **sind Sie mit der besonderen Schmerzsymptomatik vertraut.**
— **kennen Sie die aktuellen Strategien zur analgetischen Therapie.**

Definition und Pathogenese

Der M. Fabry ist eine X-chromosomal vererbte **lysosomale Speicherkrankheit**. Mutationen im Gen für die α-Galaktosidase A (α-GALA; Chromosom Xq22) führen zu einer Funktioneinschränkung bzw. einem Funktionsverlust des Enzyms. Die α-GALA hydrolysiert α-Galaktosylbindungen von Glykosphingolipiden, die Bestandteil von Zellmembranen sind. Bei einem Enzymmangel kommt es zur zellulären Akkumulation von Glykosphingolipiden, insbesondere von **Globotriaosylceramid-3** (Gb-3) in den Lysosomen. Eine Funktionsstörung der betroffenen Organe ist die Folge.

> Bei einem α-Galaktosidase-A-Mangel kommt es zur zellulären Akkumulation von Glykosphingolipiden

Gb-3 wird von der α-GALA durch Abspaltung von Galaktose zu Laktosylceramid abgebaut (**◘ Abb. 1**). Die praktisch ubiquitäre zelluläre Akkumulation von Gb-3 macht den M. Fabry zu einer Multiorganerkrankung, die durch kardiale, renale und zerebrale Beteiligungen lebenslimitierend sein kann. Zudem können Augen, Ohren, die Haut mit Hautanhangsorganen und der Gastrointestinaltrakt betroffen sein [1].

> Der M. Fabry ist eine Multiorganerkrankung

Der M. Fabry wurde 1898 zeitgleich und unabhängig von zwei Dermatologen beschrieben, dem Engländer W. Anderson und dem Deutschen J. Fabry. Diese Erstbeschreibung beschränkte sich auf die dermalen Angiokeratome, die typischerweise beim M. Fabry auftreten. In den folgenden Jahren gelang es, den ursächlichen Enzymdefekt, den Erbgang und das Vollbild der Erkrankung zu erfassen. Im Jahr 1989 wurde das Gen für die α-GALA (*GLA*) sequenziert, was den Weg zur genetischen Diagnostik und Therapie des M. Fabry ebnete.

Epidemiologie

Der M. Fabry ist die zweithäufigste lysosomale Speicherkrankheit nach dem M. Gaucher. Die Inzidenz wird weltweit auf 1/40.000–1/117.000 Männer geschätzt [2]. Zur Prävalenz des M. Fabry gibt es keine einheitlichen Daten. Laut Screeningdaten neugeborener Jungen beträgt die Prävalenz in Italien 1/3100, während sie in Taiwan bei 1:1500 liegt [1].

> Die Inzidenz des M. Fabry wird weltweit auf 1/40.000–1/117.000 Männer geschätzt

Fabry disease · Diagnosis and treatment

Abstract

Fabry disease is an X-linked hereditary lysosomal storage disorder with deficiency of the enzyme α-galactosidase A and lysosomal deposits of the glycosphingolipid globotriaosylceramid-3 (Gb-3). Males are predominantly affected by this multisystem disorder; however, females may develop any grade of disease severity. Cardiac, renal, and cerebral involvement may be life limiting—the latter due to stroke in young age. The peripheral nervous system is affected in terms of small fiber neuropathy with characteristic heat-induced acral pain. Pain is the most frequent first symptom of Fabry disease, but is often misjudged and undertreated. Enzyme replacement therapy is available as a treatment option. Fabry-associated pain is treated following the principles of analgesic treatment in neuropathic pain conditions, but some special features need to be considered and will be discussed.

Keywords

Fabry disease · α-galactosidase A · Globotriaosylceramide · Neuropathic pain · Enzyme replacement therapy

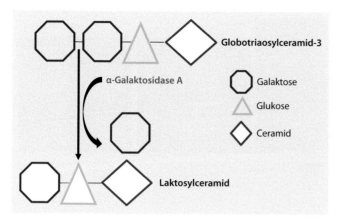

Abb. 1 ◄ Biochemischer Abbauweg von Globotriaosylceramid-3 (Gb-3)

Genetik

Das aus 7 Exons bestehende *GLA*-Gen liegt auf dem langen Arm des X-Chromosoms (Xq22). Es sind >400 verschiedene Mutationen bekannt (http://fabry-database.org; [3]); viele von ihnen treten nur bei den Mitgliedern einzelner Familien auf. In den meisten Fällen liegt ein Basenaustausch vor, der durch ein Missense-Codon zu einem veränderten Peptid oder durch ein Nonsense-Codon zu einem vorzeitigen Kettenabbruch führt. Seltener sind Basendeletionen oder -insertionen. In allen Fällen kann eine Reduktion oder ein vollständiger Ausfall der α-GALA-Aktivität resultieren [2]. Dabei führt ein bestimmter Genotyp nicht immer zum gleichen Phänotyp, sodass außer dem Genotyp noch weitere Faktoren für die Krankheitsmanifestation von Bedeutung sind.

Der X-chromosomale Erbgang bringt Besonderheiten mit sich: Ein hemizygoter Vater gibt das kranke Allel nur an seine Töchter weiter. Eine heterozygote Mutter gibt das kranke Allel an je 50% ihrer Söhne und Töchter weiter. Aufgrund des X-chromosomalen Erbgangs sind hemizygote Männer immer betroffen. Auch heterozygote Frauen können allerdings jeden Schweregrad der Erkrankung erreichen, obwohl Genträgerinnen durch das gesunde X-Chromosom geschützt sein sollten [4]. Dies liegt am Phänomen der **Lyonisierung**, der zufälligen Inaktivierung eines der beiden X-Chromosomen in den weiblichen Körperzellen.

> Aufgrund des X-chromosomalen Erbgangs sind hemizygote Männer immer betroffen

Klinisches Bild

Die klinische Manifestation des M. Fabry bewegt sich zwischen den Extremen einer schweren Erkrankung und eines asymptomatischen Bilds; die Übergänge sind fließend, die Ausprägungen variabel. Auch wenn die zelluläre Schädigung durch Gb-3-Ablagerungen wohl bereits im Fetus beginnt, vergehen die ersten Lebensjahre meist ohne Symptome – oder die Symptome werden nicht erkannt. Ab dem Kleinkindalter treten dann als erste Beschwerden meist Schmerzen auf, die das Wohlbefinden der Kinder beeinträchtigen. Jungen werden in der Regel einige Jahre früher symptomatisch als Mädchen.

> Ab dem Kleinkindalter treten als erste Beschwerden meist Schmerzen auf

Organbeteiligung

Die **Fabry-Nephropathie** ist eine der häufigsten Manifestationen des M. Fabry [1]. Sie ist ein Indikator für die Schwere der Erkrankung und prognosebestimmend. Die Fabry-Nephropathie entwickelt sich u. a. aufgrund von Gb-3-Ablagerungen in den glomerulären Endothelzellen. Dies führt über eine Mikroalbuminurie und Proteinurie in eine **chronische Niereninsuffizienz** mit progredienter Reduktion der glomerulären Filtrationsrate (GFR). Die Patienten können dialysepflichtig werden.

In bis zu 60% aller Fälle kommt es durch Gb-3-Ablagerungen in Kardiomyozyten zu einer Kardiomyopathie [1]. Meist entwickeln sich eine linksventrikuläre Hypertrophie und im Verlauf eine Herzwandfibrose mit Herzinsuffizienz. Herzrhythmusstörungen können zum plötzlichen Herztod führen.

Weitere Manifestationsformen sind **Angiokeratome** der Haut, rötlich-livide und erhabene punktförmige Hautveränderungen, die an abhängigen Körperpartien und in der Leistenregion auftreten. Am Auge findet sich die typische **Cornea verticillata** als grau-blaue wirbelartige Veränderung, die

> In bis zu 60% aller Fälle kommt es durch Gb-3-Ablagerungen in Kardiomyozyten zu einer Kardiomyopathie

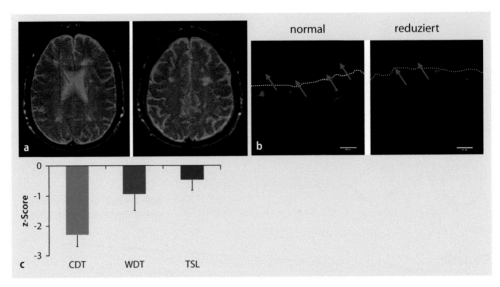

Abb. 2 ▲ Beteiligung **a** des Zentralnervensystems und **b,c** des peripheren Nervensystems beim M. Fabry. **a** „White matter lesions": Marklagerveränderungen (*rote Pfeile*), die in der kraniellen MRT sichtbar werden; **b,c** Small-fiber-Neuropathie mit Beeinträchtigung der Aδ- und C-Fasern: **b** verminderte Kälteempfindung in der quantitativen sensorischen Testung. Die Nulllinie markiert die Kontrollgruppe. Negative z-Scorewerte zeigen einen Wahrnehmungsverlust an. **c** Reduzierte intraepidermale Nervenfaserdichte in der Hautbiopsie (*blaue Pfeile* intraepidermale Nervenfasern; *weiß gestrichelte Linie* Dermis-Epidermis-Grenze). *CDT* „Cold detection threshold"; *WDT* „warm detection threshold"; *TSL* „thermal sensory limen"

sich unterhalb der Pupille beginnend beidseitig und symmetrisch nach zentripetal ausbreitet und mithilfe einer Spaltlampenuntersuchung entdeckt werden kann. Das Gehör kann von rezidivierenden **Hörstürzen** oder **Tinnitus** betroffen sein. Ist der Gastrointestinaltrakt beteiligt, berichten die Patienten von Diarrhöen, abdominalen Schmerzen, Übelkeit und Erbrechen.

Im Zentralnervensystem (ZNS) kann sich der M. Fabry mit Schlaganfällen im jüngeren Lebensalter und einer Mikroangiopathie manifestieren, die u. a. durch Gb-3-Ablagerungen in den Endothelzellen der zerebralen Gefäße bedingt ist. In der MRT finden sich Marklagerveränderungen, die beschreibend „white matter lesions" (WML) genannt werden (◘ **Abb. 2a**). Im peripheren Nervensystem (PNS) sind bei einer **nephrogenen Polyneuropathie** typischerweise die dick bemarkten Nervenfasern betroffen. Klinisch kommt es zu distal-symmetrischen Kribbelparästhesien oder Hypästhesien. Bei Beteiligung des autonomen Nervensystems entwickelt sich eine Schweißsekretionsstörung mit **Hypohidrose** bis Anhidrose und Hitzeintoleranz. Weitere Symptome können eine verminderte Tränen- und Speichelsekretion und gastrointestinale Dysmotilität sein.

Small-fiber-Neuropathie und Schmerzen bei M. Fabry

Im PNS sind beim M. Fabry typischerweise die intraepidermalen Aδ- und C-Fasern im Sinne einer Small-fiber-Neuropathie betroffen. Es kommt insbesondere zu einer Funktionseinschränkung der Weiterleitung von Kältereizen, was sich in der quantitativen sensorischen Testung (QST) als angehobene Kältedetektionsschwelle äußert (◘ **Abb. 2b**). Zudem sieht man in der Hautstanzbiopsie eine Rarefizierung bzw. einen vollständigen Verlust der intraepidermalen Nervenfasern (◘ **Abb. 2c**; [5]).

Ein Haupt- und Erstsymptom des M. Fabry sind durch Fieber, Hitze oder körperliche Anstrengung induzierbare brennende neuropathische Schmerzen, die sich typischerweise an den Akren manifestieren. Bis zu 80% der an M. Fabry erkrankten Kinder leiden an diesen Schmerzen. Fabry-Schmerzen sind besonders und unterscheiden sich von anderen neuropathischen Schmerzen.

Der M. Fabry ist der Prototyp einer genetisch bedingten Schmerzerkrankung. Daher müssen Schmerztherapeuten und Kinderärzte das Krankheitsbild kennen und erkennen. Eine wichtige Differenzialdiagnose der attackenartigen Brennschmerzen ist die Erythromelalgie, die sich allerdings in mehreren Aspekten von den typischen Fabry-Schmerzen unterscheidet (◘ **Abb. 3**). Die Einordnung als neuropathische Schmerzen beruht auf der morphologisch und funktionell nachweisbaren Beteiligung der intraepidermalen Nervenfasern. Zudem gibt es Berichte über Gb-3-Ablagerungen in Spinalganglienzellen. Schmerztypen und Schmerzverlauf sind dem M. Fabry eigen.

Im Zentralnervensystem kann sich der M. Fabry im jüngeren Lebensalter mit Schlaganfällen manifestieren

Im Rahmen der Small-fiber-Neuropathie ist insbesondere die Weiterleitung von Kältereizen eingeschränkt

Eine wichtige Differenzialdiagnose der attackenartigen Brennschmerzen ist die Erythromelalgie

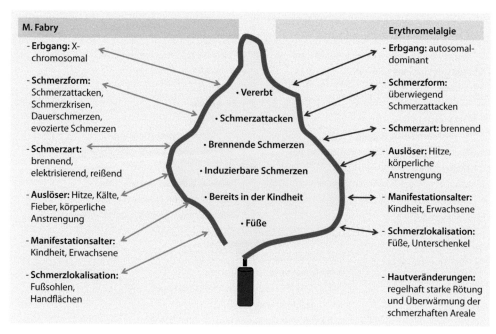

M. Fabry

- Erbgang: X-chromosomal

- Schmerzform: Schmerzattacken, Schmerzkrisen, Dauerschmerzen, evozierte Schmerzen

- Schmerzart: brennend, elektrisierend, reißend

- Auslöser: Hitze, Kälte, Fieber, körperliche Anstrengung

- Manifestationsalter: Kindheit, Erwachsene

- Schmerzlokalisation: Fußsohlen, Handflächen

Erythromelalgie

- Erbgang: autosomal-dominant

- Schmerzform: überwiegend Schmerzattacken

- Schmerzart: brennend

- Auslöser: Hitze, körperliche Anstrengung

- Manifestationsalter: Kindheit, Erwachsene

- Schmerzlokalisation: Füße, Unterschenkel

- Hautveränderungen: regelhaft starke Rötung und Überwärmung der schmerzhaften Areale

• Vererbt
• Schmerzattacken
• Brennende Schmerzen
• Induzierbare Schmerzen
• Bereits in der Kindheit
• Füße

Abb. 3 ▲ Differenzialdiagnose der Schmerzen beim M. Fabry und bei der Erythromelalgie

Schmerztypen

Am häufigsten sind **Schmerzattacken**. Es kommt zu starken, meist brennenden akralen Schmerzen an den Fußsohlen und Handflächen, die durch Einflüsse wie Hitze, Kälte, Fieber oder körperliche Anstrengung ausgelöst werden können. Die Schmerzen sistieren meist, wenn der Auslöser gemieden bzw. eliminiert wird; Kühlung und Ruhe bringen Linderung. Zwischen den Attacken sind die meisten Patienten schmerzfrei.

Bei einigen Patienten finden sich Dauerschmerzen an Händen und Füßen, die unabhängig von Auslösern permanent vorhanden sind. Eine extreme Form sind **Schmerzkrisen** („Fabry-Krisen"), episodisch auftretende unerträgliche Schmerzen, die meist an den Akren beginnen und sich nach proximal ausbreiten oder auch als heftigste, z. T. kolikartige Bauchschmerzen auftreten. Solche Krisen können Minuten bis Tage anhalten und sind durch fieberhafte Infekte, körperliche Anstrengung oder durch Hitze auslösbar. Im Gegensatz zu Schmerzattacken lassen sich Schmerzkrisen durch die Aufhebung der auslösenden Situation oder durch eine analgetische Medikation kaum beeinflussen. Manche Patienten berichten von **evozierten Schmerzen** an den Akren im Sinne einer Hyperalgesie (gesteigerte Schmerzempfindlichkeit) oder Allodynie (Schmerzauslösung durch normalerweise nicht schmerzhafte Reize).

> Bei einigen Patienten finden sich Dauerschmerzen an Händen und Füßen

> Schmerzkrisen lassen sich durch die Aufhebung der auslösenden Situation oder durch eine analgetische Medikation kaum beeinflussen

Schmerzverlauf

Schmerzattacken beginnen bereits in der Kindheit und zeigen sich mit oder ohne krisenhafte Zuspitzung. Meist lassen diese Schmerzen mit zunehmendem Alter nach. Die Schmerzen können aber auch persistieren oder erst im Erwachsenenalter einsetzen. Bei manchen Patienten treten die Kindheitsschmerzen im Erwachsenenalter unter einer Enzymersatztherapie (ERT) oder Dialyse wieder auf. Andere Patienten verlieren ihre Schmerzen unter der ERT. Dauerschmerzen setzen typischerweise erst im Erwachsenenalter ein.

> Dauerschmerzen setzen typischerweise erst im Erwachsenenalter ein

Diagnostik

Diagnosestellung und Familienscreening

Die Diagnose M. Fabry wird oft verkannt und erst Jahre nach dem Auftreten erster Beschwerden gestellt. Dabei gibt es zahlreiche alarmierende Symptome, die den Verdacht auf diese Erkrankung erwecken sollten. Einige dieser „red flags" sind in ▣ **Abb. 4** zusammengestellt. Dem Schmerztherapeu-

KINDER	ERWACHSENE

- Brennende Schmerzen an Handflächen und Fußsohlen, induziert durch:
  - Hitze,
  - Kälte,
  - Fieber,
  - körperliche Anstrengung
- Kein Schulsport möglich wegen Schmerzen
- Häufig fieberhafte Erkrankungen
- Schmerzkrisen, d. h. extreme und unbehandelbare Schmerzen für Stunden bis Tage
- Cornea verticillata
	- Brennende Schmerzen an Handflächen und Fußsohlen, induziert durch:
	  - Hitze,
	  - Kälte,
	  - Fieber,
	  - körperliche Anstrengung
	- Rezidivierende Schlaganfälle im jungen Lebensalter
	- Niereninsuffizienz „unklarer Genese"
	- Herzinsuffizienz „unklarer Genese"
	- Herzrhythmusstörungen „unklarer Genese"

FAMILIENANAMNESE
- Familiär gehäufte akrale Schmerzen - Familiär gehäufte Herz- und Nierenerkrankungen - Frühe Tode „unklarer Ursache" - Beschwerden bei der Mutter und bei ihren Söhnen

Abb. 4 ▲ Alarmzeichen („red flags"), die in der Anamnese auf einen M. Fabry hinweisen

ten kommt eine wichtige Rolle zu, wenn junge Erwachsene oder Kinder mit den typischen Schmerzen vorgestellt werden.

Besteht der Verdacht auf M. Fabry, ist eine ausführliche Eigen-, Familien-, Schmerz-, Medikamenten- und Systemanamnese notwendig. Ebenso sollte jeder Patient vollständig neurologisch und internistisch untersucht werden. Zur Diagnosestellung stehen biochemische Verfahren, z. B. die Bestimmung der **α-GALA-Aktivität** in Leukozyten, und die **genetische Testung** zur Verfügung. Nach Sicherung der Diagnose, sollte ein **Familienscreening** erfolgen.

Bei Verdacht auf M. Fabry ist eine ausführliche Anamnese notwendig

Organdiagnostik

Die Untersuchung der Nieren umfasst die Bestimmung:
- des Serumkreatininwerts,
- der GFR [Modification-of-Diet-in-Renal-Disease(MDRD)-Formel],
- der Proteinausscheidung im Urin und
- der Kreatininclearance.

Die Untersuchung des Herzens beinhaltet:
- EKG,
- Langzeit-EKG,
- Echokardiographie und
- kardiales MRT.

Mithilfe des EKG und Langzeit-EKG können Herzrhythmusstörungen erkannt werden. In der Echokardiographie und kardialen MRT kann eine Herzwandverdickung bzw. die Fabry-typische Herzmuskelfibrose nachgewiesen werden [1]. Die Untersuchung des Nervensystems beinhaltet die Elektroneurographie zur Beurteilung der dick bemarkten Nervenfasern. Die Untersuchung der intraepidermalen Nervenfasern gelingt funktionell mit der QST und morphologisch mit der Hautbiopsie. In der kraniellen MRT lassen sich abgelaufene Schlaganfälle und WML darstellen. Zur Untersuchung der gehirnversorgenden Gefäße steht die Doppler- bzw. Duplexsonographie oder die MR-Angiographie zur Verfügung. Alle Patienten sollten augenärztlich, HNO-ärztlich und dermatologisch untersucht werden.

Die Untersuchung des Nervensystems beinhaltet die Elektroneurographie zur Beurteilung der dick bemarkten Nervenfasern

Tab. 1 Eigenschaften der beiden in Europa zugelassenen Präparate zur Enzymersatztherapie des M. Fabry

	Agalsidase α	Agalsidase β
Handelsname	Replagal®	Fabrazyme®
Hersteller	Shire	Genzyme
Infusionsintervall	2 Wochen	2 Wochen
Dosis	0,2 mg/kgKG	1 mg/kgKG
Infusionsdauer	40 min	2–4 h
Begleitmedikation bei der Infusion	Nicht notwendig	Notwendig (antihistaminisch, antipyretisch)
Zulassungsstudie	Schiffmann et al. [6]	Eng et al. [7]

Therapie

Aufgrund der Seltenheit und Komplexität der Erkrankung mit potenzieller kardialer, renaler und neurologischer Beteiligung sollten alle Patienten bereits bei einem begründeten Verdacht auf M. Fabry zur Überprüfung der Diagnose in einem interdisziplinären Fabry-Zentrum vorgestellt werden. Hier wird auch die Organbeteiligung erfasst und über die Indikation zur Einleitung einer ERT entschieden. Zur Verlaufskontrolle sollten Patienten mit gesichertem M. Fabry regelmäßig – mindestens 1-mal jährlich – im Fabry-Zentrum vorstellig werden. Daneben ist eine intensive und engmaschige internistische und neurologische Mitbetreuung aller Patienten durch ortsansässige Internisten und Neurologen zwingend.

Bereits bei einem begründeten Verdacht auf M. Fabry sollte der Patient in einem interdisziplinären Fabry-Zentrum vorgestellt werden

Enzymersatztherapie

Seit 2001 steht zur Behandlung des M. Fabry die ERT zur Verfügung. In Europa sind 2 Präparate zugelassen: Agalsidase α und Agalsidase β (**◻ Tab. 1**). In beiden Fällen handelt es sich um rekombinante Enzyme, die i.v. appliziert werden. Direktvergleiche der Effektivität beider Präparate fehlen; aufgrund der bisherigen Erfahrung und der biochemischen Zusammensetzung werden sie als gleichwertig angesehen. Die Wirkung der ERT ist insbesondere darin zu sehen, dass bei frühem Einsatz die Organmanifestation eingedämmt werden kann. Sind bereits Organschädigungen eingetreten, ist auch die ERT nur begrenzt von Nutzen. Folglich ist die frühzeitige Erkennung und Behandlung des M. Fabry entscheidend. Limitierende Faktoren der ERT sind u. a.:

- die sehr hohen Kosten,
- die Notwendigkeit repetitiver Infusionen und
- die Induktion von Immunreaktionen durch das rekombinante Enzym.

Der frühzeitige Behandlungsbeginn ist entscheidend für den Erfolg der Enzymersatztherapie

Alternative Therapieansätze

Aufgrund der genannten Probleme und Nachteile der ERT konzentriert sich die Therapieforschung auf alternative Behandlungsansätze, die noch mehr oder weniger weit von der klinischen Anwendung entfernt sind (**◻ Abb. 5**).

Analgetische Therapie

Datenlage
Die Studienlage und Evidenz in Bezug auf die analgetische Therapie beim M. Fabry ist beschränkt. Es gibt keinen verbindlichen Konsens und keine Leitlinie, die festlegt, welche Medikamente wann und in welcher Dosis eingesetzt werden sollen. Zur medikamentösen Therapie neuropathischer Schmerzen bei Fabry-Patienten gibt es bislang nur eine randomisierte, kontrollierte Studie (RCT), in der 8 Patienten mit Phenytoin 300 mg/Tag vs. Placebo behandelt wurden und eine Schmerzlinderung erfuhren [8]. Carbamazepin war in einer offenen Studie in 5 von 7 Fällen analgetisch wirksam [9]. Gabapentin führte in einer Studie an 6 Patienten zur Schmerzreduktion [10]. Zur Wirksamkeit von Morphin und Lidocain i.v. in Schmerzkrisen gibt es Fallberichte.

Es existieren keine Leitlinien zur analgetischen Therapie beim M. Fabry

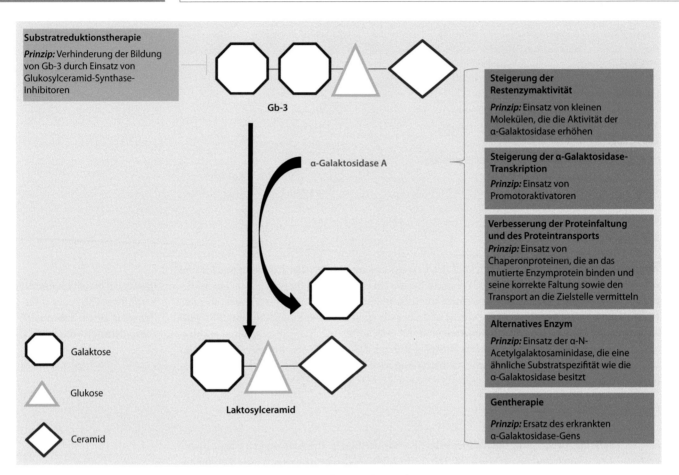

Substratreduktionstherapie
Prinzip: Verhinderung der Bildung von Gb-3 durch Einsatz von Glukosylceramid-Synthase-Inhibitoren

Gb-3

α-Galaktosidase A

Steigerung der Restenzymaktivität
Prinzip: Einsatz von kleinen Molekülen, die die Aktivität der α-Galaktosidase erhöhen

Steigerung der α-Galaktosidase-Transkription
Prinzip: Einsatz von Promotoraktivatoren

Verbesserung der Proteinfaltung und des Proteintransports
Prinzip: Einsatz von Chaperonproteinen, die an das mutierte Enzymprotein binden und seine korrekte Faltung sowie den Transport an die Zielstelle vermitteln

Alternatives Enzym
Prinzip: Einsatz der α-N-Acetylgalaktosaminidase, die eine ähnliche Substratspezifität wie die α-Galaktosidase besitzt

Gentherapie
Prinzip: Ersatz des erkrankten α-Galaktosidase-Gens

Galaktose

Glukose

Laktosylceramid

Ceramid

Abb. 5 ▲ Alternative Therapieansätze zur Behandlung des M. Fabry. *Gb-3* Globotriaosylceramid-3

In nichtsystematischen Übersichtsarbeiten wird Carbamazepin als Mittel der ersten Wahl in der Schmerztherapie empfohlen

Die Datenlage zur Effektivität der Enzymersatztherapie bei Fabry-assoziierten neuropathischen Schmerzen ist widersprüchlich

Es liegen einige nichtsystematische Übersichtsarbeiten mit Empfehlungen zur Schmerztherapie bei M. Fabry vor, die die Therapie nach den Leitlinien zur Behandlung neuropathischer Schmerzen generell empfehlen [11]. Als Mittel der ersten Wahl wird Carbamazepin empfohlen, bei ausbleibendem Effekt in Kombination mit Pregabalin. Zweite Wahl ist Duloxetin oder Venlafaxin. Trizyklische Antidepressiva wie Amitriptylin oder Nortriptylin sollten aufgrund potenzieller kardialer Nebenwirkungen nur nach Prüfung der Kontraindikationen eingesetzt werden. Gleiches gilt für Opioide, die v. a. in der Behandlung akuter Schmerzen hilfreich sein können.

Die Datenlage zur Effektivität der ERT bei Fabry-assoziierten neuropathischen Schmerzen ist widersprüchlich. In einer RCT an 26 männlichen Patienten war unter ERT mit 0,2 mg/kgKG Agalsidase α eine Schmerzreduktion im Vergleich zu Placebo nachweisbar [6]. Dieses Ergebnis ließ sich über 3 Jahre bestätigen [12]. Dagegen kam es in einer weiteren RCT an 58 männlichen Patienten sowohl in der Verum- (1 mg/kgKG Agalsidase β), als auch in der Placebogruppe zu einer Schmerzreduktion [13]. Zwar konnten 11 dieser Patienten unter fortgesetzter Behandlung über 3 Jahre vollständig auf ihre symptomatische Schmerzmedikation verzichten oder deren Dosis reduzieren, die Mehrzahl jedoch behielt trotz ERT ihre Bedarfsmedikation mit Analgetika bei [14]. In einer späteren Analyse dieser RCT-Daten durch die U.S. Food and Drug Administration (FDA) wurden die Daten zu Agalsidase β bestätigt und die Daten zu Agalsidase α relativiert [15]. In den übrigen RCT zum M. Fabry finden sich keine Angaben zum Schmerzoutcome [16].

In einer offenen, prospektiven Studie an 22 Patienten mit M. Fabry kam es unter Behandlung mit Agalsidase β (0,9–1,1 mg/kg) zu einer Besserung der Schmerzsymptomatik [17]. In einer retrospektiven Analyse der Fabry-Registerdaten von 752 Patienten fand sich unter ERT mit Agalsidase α nach 24 und 36 Monaten jeweils eine Schmerzlinderung [18]. Auch nach 5 Jahren fiel die Analyse entsprechend aus [19]. Zur Frage, ob Agalsidase β oder Agalsidase α besser auf neuropathische Schmerzen wirkt, existieren bislang keine Studiendaten.

Therapieempfehlungen

Allen Fabry-Patienten mit Schmerzen und Behandlungswunsch sollte eine analgetische Behandlung angeboten werden. Von höchster Wichtigkeit ist es, bei der Auswahl und Dosierung des jeweiligen Medikaments auf mögliche kardiale und renale Einschränkungen zu achten. Patienten mit Kardiomyopathie und Kardiomyofibrose sind besonders gefährdet, Herzrhythmusstörungen zu entwickeln. Medikamente, die die QT-Zeit verlängern können, z. B. Amitriptylin und Imipramin, sollten in diesem Fall nicht eingesetzt werden. Bei fortgeschrittener Niereninsuffizienz (GFR <60 ml/min) müssen alle Analgetika in ihrer Dosis an die Nierenfunktion angepasst werden. Nichtsteroidale Antirheumatika (NSAR) sind besonders nephrotoxisch und sollten nur unter engmaschiger Kontrolle der Nierenwerte eingesetzt werden. Auch bei Serotonin-Noradrenalin-Wiederaufnahmehemmern (SNRI), Antikonvulsiva und Opioiden muss bei Niereninsuffizienz eine Dosisanpassung erfolgen.

> Bei der Auswahl und Dosierung der Schmerzmedikation muss auf kardiale und renale Einschränkungen geachtet werden

Patienten mit Schmerzattacken sollte angeraten werden, auslösende Situationen nach Möglichkeit zu meiden. Nichtmedikamentöse schmerzlindernde Maßnahmen können empfohlen werden, wurden von den Patienten jedoch meist schon erprobt. Zu diesen Verfahren zählen Kälteanwendungen in Form von fließendem Wasser oder kalten Umschlägen und Ruhe. Die nach Erfahrung der Autorinnen am häufigsten eingesetzten Akutmedikamente sind NSAR, Paracetamol und Metamizol. Auch wenn diese Medikamente in der Behandlung von neuropathischen Schmerzen keine Rolle spielen, scheinen sie bei akuten Fabry-Schmerzen bei einem Teil der Patienten wirksam zu sein (cave: renale Kontraindikationen!).

> Patienten mit Schmerzattacken sollten auslösende Situationen nach Möglichkeit vermeiden

Wenn Schmerzattacken zu häufig auftreten und die Lebensqualität des Patienten einschränken und wenn sie durch Meidung möglicher Auslöser nicht verhindert werden können, sollte mit den Patienten über die Einleitung einer Dauermedikation gesprochen werden. Das Gleiche gilt bei die Lebensqualität beeinträchtigenden Dauerschmerzen. Unter Berücksichtigung von Alter, Komorbidität (cave: renale und kardiale Einschränkungen!) und Komedikation sollte mit den nebenwirkungsärmsten Substanzen begonnen werden. Hierzu zählen Antikonvulsiva der neuen Generation (Pregabalin, Gabapentin). Die älteren Natriumkanalantikonvulsiva (Phenytoin, Carbamazepin) sind bei Fabry-Schmerzen zwar wahrscheinlich häufiger wirksam, sollten jedoch aufgrund des ungünstigeren Interaktions- und Nebenwirkungsprofils erst in zweiter Linie eingesetzt werden. Zu weiteren Antikonvulsiva wie Lamotrigin, das als Natriumkanalantikonvulsivum ebenfalls wirksam sein könnte, gibt es keine Daten in Zusammenhang mit Schmerzen beim M. Fabry. Auch Antidepressiva (Trizyklika, SNRI) können eingesetzt werden, wenn kardiale und renale Kontraindikationen ausgeschlossen wurden.

> Die Schmerztherapie sollte möglichst mit den nebenwirkungsärmsten Substanzen begonnen werden

Grundsätzlich sollten mindestens 2 Monotherapien in ausreichender Dosis und Dauer getestet werden, bevor eine Kombinationstherapie eingeleitet wird – so wird die Compliance des Patienten gestärkt, mögliche Nebenwirkungen werden gering gehalten und die Wirksamkeit bzw. Unwirksamkeit des Präparats lässt sich beurteilen. Falls nach ausreichender Behandlungsdauer in ausdosierter Form keine Schmerzreduktion eintritt, kann eine Kombinationstherapie begonnen werden.

> Vor Einleitung einer Kombinationstherapie sollten mindestens 2 Monotherapien in ausreichender Dosis und Dauer getestet werden

Schmerzkrisen können mit Tramadol therapiert werden. In Einzelfällen können starke Opioide wie Morphin erforderlich sein. Nach Erfahrung der Autorinnen kann auch Phenytoin bei Schmerzkrisen wirksam sein. Bei Patienten mit M. Fabry engt meist eine kardiale und renale Beteiligung die Medikamentenauswahl ein. Im Folgenden werden 3 Prototypen beispielhaft behandelt:

> Schmerzkrisen können mit Tramadol therapiert werden

1. Akuttherapie von Schmerzattacken bei begleitender Kardiomyopathie und/oder fortgeschrittener Niereninsuffizienz: In beiden Fällen ist zur Akutbehandlung der Einsatz von Metamizol oder Tramadol möglich.
2. Prophylaxe von Schmerzattacken bzw. Therapie von Dauerschmerzen bei begleitender Kardiomyopathie: Die Behandlung kann mit Pregabalin, Gabapentin, Carbamazepin oder Phenytoin erfolgen.
3. Prophylaxe von Schmerzattacken bzw. Therapie von Dauerschmerzen bei begleitender fortgeschrittener Niereninsuffizienz: Diese Patienten können mit Carbamazepin oder Phenytoin behandelt werden. Bei Pregabalin, Gabapentin oder Amitriptylin und anderen trizyklischen Antidepressiva ist eine Dosisanpassung notwendig.

Unklar ist, ob neuropathischer Schmerz für sich genommen eine ERT-Indikation ist. Nach den Empfehlungen der Canadian Fabry Disease Initiative sollten sich Patienten mit M. Fabry und neuropathischen Schmerzen als alleinige Manifestation einer ERT unterziehen, wenn sie unter chronischen und therapierefraktären Schmerzen leiden, die sich trotz intensiver und professioneller Schmerztherapie über ein Jahr nicht beherrschen ließen [20].

Fazit für die Praxis

- Der M. Fabry ist eine seltene, aber wichtige Differenzialdiagnose bei unklaren Schmerzen im Kindesalter – insbesondere bei auslösbaren akralen Brennschmerzen, bei Herz- und Nierenerkrankungen unklarer Genese sowie bei Schlaganfällen im jüngeren Lebensalter.
- Insbesondere Schmerztherapeuten sollten mit dem Krankheitsbild und den besonderen Fabry-Schmerzen vertraut sein, damit sie die sehr charakteristischen Schmerzen, die häufig Erstsymptom der Erkrankung sind, erkennen und adäquat behandeln können.
- Die frühzeitige Diagnosestellung und Therapieeinleitung ist entscheidend.
- Die Multiorganbeteiligung erfordert zwingend eine interdisziplinäre Betreuung der M.-Fabry-Patienten. An ausgewiesenen Fabry-Zentren ist diese gewährleistet.

Korrespondenzadresse

PD Dr. N. Üçeyler
Neurologische Klinik, Universitätsklinikum Würzburg
Josef-Schneider-Str. 11, 97080 Würzburg
ueceyler_n@klinik.uni-wuerzburg.de

Interessenkonflikt. Die korrespondierende Autorin weist für sich und ihre Koautorin auf folgende Beziehungen hin: Die Autorinnen haben Vortragshonorare und Forschungsmittel der Firma Genzyme erhalten. Sie erklären, dass der Text unabhängig und ausschließlich dem aktuellen Stand der Wissenschaft entsprechend verfasst wurde. Die Autorinnen weisen auf folgende Beziehungen hin: N. Üçeyler: Reisekostenerstattungen durch die Firmen Pfizer und Astellas; Beraterhonorar von der Firma Grünenthal. C. Sommer: Vortragshonorare von den Firmen Allergan, Astellas, Baxter, Biogen, CSL Behring, Eli Lilly, Genzyme, Grünenthal, GSK und Pfizer. C. Sommer war beratend für die Firmen Astellas, Baxter, Eli Lilly, Pfizer und UCB tätig.

Literatur

1. Germain DP (2010) Fabry disease. Orphanet J Rare Dis 5:30
2. Motabar O, Sidransky E, Goldin E et al (2010) Fabry disease—current treatment and new drug development. Curr Chem Genomics 4:50–56
3. Saito S, Ohno K, Sakuraba H (2011) Fabry-database.org: database of the clinical phenotypes, genotypes and mutant alpha-galactosidase A structures in Fabry disease. J Hum Genet 56:467–468
4. Wilcox WR, Oliveira JP, Hopkin RJ et al (2008) Females with Fabry disease frequently have major organ involvement: lessons from the Fabry Registry. Mol Genet Metab 93:112–128
5. Üçeyler N, He L, Schönfeld D et al (2011) Small fibers in Fabry disease: baseline and follow-up data under enzyme replacement therapy. J Peripher Nerv Syst 16:304–314
6. Schiffmann R, Kopp JB, Austin HA 3rd et al (2001) Enzyme replacement therapy in Fabry disease: a randomized controlled trial. JAMA 285:2743–2749
7. Eng CM, Banikazemi M, Gordon RE et al (2001) A phase 1/2 clinical trial of enzyme replacement in Fabry disease: pharmacokinetic, substrate clearance, and safety studies. Am J Hum Genet 68:711–722
8. Lockman LA, Hunninghake DB, Krivit W et al (1973) Relief of pain of Fabry's disease by diphenylhydantoin. Neurology 23:871–875
9. Filling-Katz MR, Merrick HF, Fink JK et al (1989) Carbamazepine in Fabry's disease: effective analgesia with dose-dependent exacerbation of autonomic dysfunction. Neurology 39:598–600
10. Ries M, Mengel E, Kutschke G et al (2003) Use of gabapentin to reduce chronic neuropathic pain in Fabry disease. J Inherit Metab Dis 26:413–414
11. Burlina AP, Sims KB, Politei JM et al (2011) Early diagnosis of peripheral nervous system involvement in Fabry disease and treatment of neuropathic pain: the report of an expert panel. BMC Neurol 11:61
12. Schiffmann R, Floeter MK, Dambrosia JM et al (2003) Enzyme replacement therapy improves peripheral nerve and sweat function in Fabry disease. Muscle Nerve 28:703–710
13. Eng CM, Guffon N, Wilcox WR et al (2001) Safety and efficacy of recombinant human alpha-galactosidase A—replacement therapy in Fabry's disease. N Engl J Med 345:9–16
14. Wilcox WR, Banikazemi M, Guffon N et al (2004) Long-term safety and efficacy of enzyme replacement therapy for Fabry disease. Am J Hum Genet 75:65–74
15. Desnick RJ (2004) Enzyme replacement therapy for Fabry disease: lessons from two alpha-galactosidase A orphan products and one FDA approval. Expert Opin Biol Ther 4:1167–1176
16. El Dib RP, Pastores GM (2010) Enzyme replacement therapy for Anderson-Fabry disease. Cochrane Database Syst Rev:CD006663
17. Hilz MJ, Brys M, Marthol H et al (2004) Enzyme replacement therapy improves function of C-, Aδ-, and Aβ-nerve fibers in Fabry neuropathy. Neurology 62:1066–1072
18. Hoffmann B, Beck M, Sunder-Plassmann G et al (2007) Nature and prevalence of pain in Fabry disease and its response to enzyme replacement therapy: a retrospective analysis from the Fabry Outcome Survey. Clin J Pain 23:535–542
19. Mehta A, Beck M, Elliott P et al (2009) Enzyme replacement therapy with agalsidase alfa in patients with Fabry's disease: an analysis of registry data. Lancet 374:1986–1996
20. Sirrs S, Clarke JT, Bichet DG et al (2010) Baseline characteristics of patients enrolled in the Canadian Fabry Disease Initiative. Mol Genet Metab 99:367–373

Schmerz 2012 · 26:729–742
DOI 10.1007/s00482-012-1264-z
Online publiziert: 26. November 2012
© Deutsche Schmerzgesellschaft e.V.
Published by Springer-Verlag Berlin
Heidelberg - all rights reserved 2012

Redaktion
H. Göbel, Kiel
R. Sabatowski, Dresden

A. Göbel · A. Heinze · H. Göbel
Schmerzklinik Kiel

Verschiedenartige Kopfschmerzformen des Kapitels 4 der Internationalen Kopfschmerzklassifikation

Zusammenfassung

Kapitel 4 der Internationalen Klassifikation von Kopfschmerzerkrankungen beinhaltet eine klinisch sehr heterogene Gruppe primärer Kopfschmerzen. Über die Pathogenese dieser Kopfschmerztypen ist nur wenig bekannt. Die Therapie basiert in der Regel auf Einzelfallberichten und unkontrollierten Studien. Zu den beschriebenen Formen gehören der primäre stechende Kopfschmerz, der primäre Hustenkopfschmerz, der primäre Kopfschmerz bei körperlicher Anstrengung, der primäre Kopfschmerz bei sexueller Aktivität, der primäre schlafgebundene Kopfschmerz, der primäre Donnerschlagkopfschmerz, die Hemicrania continua und der neu aufgetretene Dauerkopfschmerz. Einige der aufgeführten Kopfschmerztypen können symptomatischer Natur sein und erfordern eine sorgfältige Untersuchung mithilfe von bildgebenden und anderen Verfahren. Primäre und sekundäre Kopfschmerzen müssen dabei sorgfältig abgegrenzt werden.

Schlüsselwörter

Primärer Kopfschmerz · Klassifikation · Primärer stechender Kopfschmerz · Primärer Hustenkopfschmerz · Primärer Donnerschlagkopfschmerz

Lernziel

Nach Lektüre dieses Beitrags
- sind Sie mit der Klinik der sehr heterogenen Gruppe von Kopfschmerzen aus Kapitel 4 der Internationalen Klassifikation von Kopfschmerzerkrankungen vertraut.
- kennen Sie pathophysiologische Erklärungsansätze für die verschiedenen Kopfschmerzformen.
- wissen Sie, wann eine Abgrenzung von sekundären Kopfschmerzen geboten ist.
- überblicken Sie die diagnostischen Schritte, die je nach Kopfschmerzform erforderlich sind.
- sind Sie mit den kausalen und symptomatischen Therapieoptionen vertraut.

Einleitung

Kapitel 4 (◨ **Tab. 1**) der Internationalen Klassifikation von Kopfschmerzerkrankungen (ICHD) beinhaltet eine klinisch sehr heterogene Gruppe primärer Kopfschmerzen. Über die Pathogenese dieser Kopfschmerztypen ist noch immer wenig bekannt. Die Therapie erfolgt in der Regel auf der Basis von Einzelfallberichten und unkontrollierten Studien.

Einige der in diesem Kapitel aufgeführten Kopfschmerztypen können symptomatischer Natur sein und erfordern eine sorgfältige Untersuchung mit bildgebenden und anderen Verfahren. Primäre und sekundäre Kopfschmerzen müssen dabei sorgfältig abgegrenzt werden.

Der Beginn einiger Kopfschmerztypen aus Kapitel 4 ist akut

Der Beginn einiger dieser Kopfschmerzen, z. B. des **Donnerschlagkopfschmerz**es, kann akut sein. Betroffene werden häufig in Notaufnahmen vorstellig. In diesen Fällen sind gezielte Untersuchungen, insbesondere bildgebende Verfahren, unverzichtbar.

Kapitel 4 enthält auch einige klinische Entitäten wie den primären stechenden Kopfschmerz und den erst kürzlich beschriebenen **Aufwachkopfschmerz**, die in den meisten Fällen primärer Natur sind.

Primärer stechender Kopfschmerz

Klinik und Pathophysiologie

Der primär stechende Kopfschmerz tritt in verschiedenen Verlaufsformen auf. Der Begriff des Eispickelkopfschmerzes deutet auf einen kurzen schlagenden, stechenden Schmerz hin, der an Nadelstiche erinnert [1, 2, 3, 4, 5]. Bei Migränepatienten soll diese Schmerzform verstärkt im migränefreien Intervall zu beobachten sein. Eispickelkopfschmerzen treten insbesondere bei Patienten mit höhe-

Eispickelkopfschmerzen treten insbesondere bei Patienten mit höherer Migräneattackenfrequenz auf

Different headache forms of chapter 4 of the International Headache Classification

Abstract
Chapter 4 of the International Classification of Headaches contains a group of clinically very heterogeneous primary headache forms. Little is known about the pathogenesis of these headache types and therapy is usually based on isolated case reports and uncontrolled studies. The forms include primary stabbing headache, primary cough headache, primary exertional headache, primary headache associated with sexual activity, hypnic headache, primary thunderclap headache, hemicrania continua and the new daily persistent headache. Some of these headache forms may be of a symptomatic nature and require careful examination, imaging and further tests. Primary and secondary headache forms must be carefully distinguished.

Keywords
Headache disorders, primary · Classification · Primary stabbing headache · Primary cough headache
Primary thunderclap headache

Tab. 1 ICHD-II und Konversionstabelle zur ICD-10NA

IHS-ICHD-II-Code	WHO-ICD-10NA-Code	Diagnose und ätiologischer ICD-10-Code für sekundäre Kopfschmerzerkrankungen
4.	[G44.80]	Andere primäre Kopfschmerzen
4.1	[G44.800]	Primärer stechender Kopfschmerz
4.2	[G44.803]	Primärer Hustenkopfschmerz
4.3	[G44.804]	Primärer Kopfschmerz bei körperlicher Anstrengung
4.4	[G44.805]	Primärer Kopfschmerz bei sexueller Aktivität
4.4.1	[G44.805]	Präorgasmuskopfschmerz
4.4.2	[G44.805]	Orgasmuskopfschmerz
4.5	[G44.80]	Primärer schlafgebundener Kopfschmerz
4.6	[G44.80]	Primärer Donnerschlagkopfschmerz
4.7	[G44.80]	Hemicrania continua
4.8	[G44.2]	Neu aufgetretener Dauerkopfschmerz

ICD Internationale Klassifikation der Krankheiten; ICHD Internationale Klassifikation von Kopfschmerzerkrankungen; IHS International Headache Society; WHO World Health Organization.

rer Migräneattackenfrequenz auf. Teilweise können sie eine kommende Migräneattacke ankündigen. Häufig findet sich auch eine zeitliche Korrelation zwischen der Migräneattacke und dem idiopathischen stechenden Kopfschmerz. Eispickelkopfschmerz kann auch bei anderen primären Kopfschmerzen wie Kopfschmerz vom Spannungstyp und Clusterkopfschmerz beobachtet werden. Das **Japs-and-jolts-Syndrom** wird auch als Clustervariante geführt, zudem wird es auch unter den idiopathischen stechenden Kopfschmerz subsumiert. Auch bei diesem Syndrom können als Charakteristika kurzzeitige scharfe, schlagende und stechende Schmerzparoxysmen beobachtet werden.

Die sog. **Ophthalmodynie** ist ein stechender Schmerz im Auge. Auch dieses Schmerzsyndrom wird vorwiegend bei Migränepatienten beobachtet.

Ähnlich wie bei der chronischen paroxysmalen Hemikranie (Kapitel 10) kann der Kopfschmerz durch die Gabe von Indometacin in einer oralen Dosis von 3-mal 25 mg bis 3-mal 50 mg pro Tag deutlich gelindert werden. Bei Gabe anderer nichtsteroidaler Antirheumatika ist der Erfolg weniger gut. Neben der Attackenphänomenologie ergeben sich auch hier Hinweise auf eine Verbindung mit der Pathophysiologie der **chronischen paroxysmalen Hemikranie**. Differenzialdiagnostisch entscheidend ist jedoch, dass die Schmerzparoxysmen wesentlich kürzer andauern und dass keine vegetativen Begleitstörungen auftreten.

> Der primäre stechende Kopfschmerz kann durch die Gabe von Indometacin deutlich gelindert werden

Primärer Hustenkopfschmerz

Klinik

Primärer Hustenkopfschmerz kann auftreten, wenn Patienten husten, die Nase putzen, den Rücken strecken oder sogar wenn sie lachen [6, 7, 8, 9, 10, 11, 12]. Die frühere Bezeichnung „benigner Hustenkopfschmerz" sollte zum Ausdruck bringen, dass solche Symptome nicht – wie früher angenommen – mit einer strukturellen Läsion einhergehen müssen. Andererseits führt jedoch eine Reihe von **intrakraniellen Störungen** zu ähnlichen Symptomen. Aus diesem Grund muss eine sorgfältige neurologische Untersuchung und dann ggf. gezielt eine weiterführende Diagnostik veranlasst werden. Insbesondere muss dabei auf Prozesse in der hinteren Schädelgrube geachtet werden, die zu einer Kompression der Liquorzirkulationswege führen können. Mögliche Störungen sind u. a.:

- eine Arnold-Chiari-Malformation,
- eine Platybasie,
- ein subdurales Hämatom,
- zerebelläre oder zerebrale Raumforderungen und
- ein M. Paget mit basilärer Impression.

> Bei primärem Hustenkopfschmerz muss eine sorgfältige neurologische Untersuchung veranlasst werden

Bei etwa 10–20% der Patienten kann eine der genannten Störungen aufgedeckt werden. Entsprechend müssen diese Kopfschmerzen als symptomatische Kopfschmerzformen klassifiziert werden. Lässt sich keine solche Störung feststellen, ist die Diagnose des benignen Hustenkopfschmerzes begründet.

> Bei etwa 10–20% der Patienten liegt eine symptomatische Kopfschmerzform vor

Bei etwa einem Drittel der Patienten remittieren die Kopfschmerzen innerhalb von 5 Jahren

Der Spontanverlauf ist individuell sehr schwer vorherzusagen. Bei etwa einem Drittel der Patienten remittieren die Kopfschmerzen innerhalb von 5 Jahren, bei den restlichen Patienten ist zumeist nach 10 Jahren ebenfalls Kopfschmerzfreiheit zu beobachten.

Pathophysiologie

Als pathophysiologischer Mechanismus des primären Hustenkopfschmerzes wird eine Störung des **Druckgradientenausgleichs** in der Liquorsäule während des Hustens angenommen. Zu Beginn des Hustens ist der Druck des Liquor cerebrospinalis im unteren Anteil der Liquorsäule gegenüber dem oberen Anteil der Liquorsäule erhöht. In der zweiten Phase des Hustenvorgangs kommt es dann zu einer Reversion dieser Druckdifferenz. Bei benignem Hustenkopfschmerz könnte eine Blockierung dieses Ausgleichs für die Kopfschmerzentstehung verantwortlich sein.

Eine weitere Erklärung wäre der plötzliche Anstieg des **venösen Drucks** während des Hustenvorgangs. Alternativ könnte der benigne Hustenkopfschmerz auch während des mechanischen Streckvorgangs nozizeptiver Fasern im Rückenmark beim Husten entstehen.

Behandlung

Die kausale Hustentherapie ist bedeutsam

Kontrollierte Studien zur Behandlung des primären Hustenkopfschmerzes liegen nicht vor. Von entsprechender Bedeutung ist die kausale Hustentherapie. In Bezug auf eine symptomatische Therapie berichteten Patienten vereinzelt über eine gute Wirksamkeit von Indometacin in einer Dosis von 3-mal 50 mg pro Tag. Alternativ können 2-mal 60 mg Codein zur Kurzzeitprophylaxe eingesetzt werden.

Primärer Kopfschmerz bei körperlicher Anstrengung

Klinik und Pathophysiologie

Der primäre Kopfschmerz bei körperlicher Anstrengung tritt insbesondere bei schnellen Veränderungen der körperlichen Tätigkeit auf

Die Entität des primären Kopfschmerzes durch körperliche Anstrengung könnte ein Sammelbegriff für verschiedenartigste Kopfschmerzformen sein, die durch plötzliche Veränderung der körperlichen Tätigkeit hervorgerufen werden [13]. Daher wird auch eine mögliche Überschneidung mit den Begriffen des primären Hustenkopfschmerzes und des Kopfschmerzes bei sexueller Aktivität diskutiert. Der primäre Kopfschmerz bei körperlicher Anstrengung tritt insbesondere bei schnellen Veränderungen der körperlichen Tätigkeit auf, z. B. beim Gewichtheben (**Gewichtheberkopfschmerz**), beim Rennen und bei der Defäkation. Die Kopfschmerzcharakteristika entsprechen dem Kopfschmerz vom vasodilatorischen Typ in Form eines beidseitigen pulsierenden Kopfschmerzes ohne Begleitstörungen der Migräne. Als pathophysiologische Grundlage wird wie beim benignen Hustenkopfschmerz eine plötzliche Erhöhung des venösen Drucks vermutet. Ein plötzlicher Anstieg des arteriellen Blutdrucks mit einer arteriellen Dilatation wird ebenfalls als Kopfschmerzursache angesehen.

Therapie

Als therapeutische Verhaltensmaßnahme sollte dem Patienten eine allmähliche Steigerung der körperlichen Aktivität empfohlen werden

Patienten, die über entsprechende Beschwerden klagen, sollten zunächst sorgfältig neurologisch untersucht werden, um strukturelle Läsionen auszuschließen. Im Zweifelsfall sollte auch eine gezielte **apparative Diagnostik** veranlasst werden. Lassen sich keine strukturellen Läsionen aufdecken, ist die Diagnose des primären Kopfschmerzes bei körperlicher Anstrengung begründet. Als therapeutische Verhaltensmaßnahme sollte dem Patienten eine allmähliche Steigerung der körperlichen Aktivität empfohlen werden; plötzliche, abrupte Veränderungen der körperlichen Betätigung sind dagegen zu vermeiden. Die Erklärung anhand des venösen Druckanstiegs wird dem Patienten helfen, den Grund seines Kopfschmerzleidens zu verstehen. Sollten trotz der Maßnahmen Kopfschmerzen auftreten und nicht nach kurzer Zeit spontan remittieren, kann die Gabe von Indometacin bis zu einer Dosis von 3-mal 50 mg pro Tag hilfreich sein.

Primärer Kopfschmerz bei sexueller Aktivität

Koitus oder Masturbation können von Kopfschmerzen begleitet werden, die meist als dumpfer beidseitiger Druck im Kopf beginnen [14, 15, 16, 17, 18, 19]. Mit zunehmender sexueller Erregung können die Kopfschmerzen extrem stark und nahezu explosionsartig werden. Trotz sorgfältiger Untersuchung finden sich keine strukturellen intrakraniellen Erkrankungen. Kopfschmerzen bei sexueller Aktivität treten nicht nur während des Orgasmus auf. Deswegen wird der Begriff „Orgasmuskopfschmerz" heute nicht mehr verwendet. Es gibt unterschiedliche Typen dieser Kopfschmerzen.

> **Kopfschmerzen bei sexueller Aktivität treten nicht nur während des Orgasmus auf**

Präorgasmuskopfschmerz oder „dumpfer Typ"

Diese Kopfschmerzen treten beidseitig, meist im Nacken und dumpf drückend auf. Die Kopfschmerzintensität steigt proportional zur sexuellen Erregung an. Erklärt werden diese Kopfschmerzen durch die zunehmende **Muskelanspannung**.

> **Die Intensität des Präorgasmuskopfschmerzes steigt proportional zur sexuellen Erregung an**

Orgasmuskopfschmerz oder „explosiver Typ"

Dieser Kopfschmerz zeigt eine stärkere Intensität und tritt schlagartig kurz vor dem Orgasmus auf. Als Ursache wird der plötzliche Anstieg des Blutdrucks angesehen.

Phänotypisch abgegrenzt werden kann der lageabhängige Typ. Ähnlich wie bei Kopfschmerzen nach einer diagnostischen Lumbalpunktion treten Kopfschmerzen im Stehen auf und verschwinden während des Hinlegens. Es wird angenommen, dass sich während des Orgasmus ein **Duraleck** bildet. Die senkrechte Liquorsäule übt im Stehen einen erhöhten Druck auf dieses Leck aus. Der Liquorunterdruck führt dann zu den lageabhängigen Kopfschmerzen. Diese Form wird nicht mehr wie in der ICHD-1 als primärer Kopfschmerz klassifiziert, sondern ist als sekundärer Kopfschmerz unter ICHD-2-Code 7.2.3 „Kopfschmerz zurückzuführen auf ein spontanes Liquorunterdrucksyndrom" gelistet.

> **Beim lageabhängigen Orgasmuskopfschmerz treten die Schmerzen im Stehen auf und verschwinden während des Hinlegens**

Pathophysiologie

Die Kopfschmerzdauer kann zwischen 5 min und 2 Tagen betragen. Die Ursachen werden vorwiegend mechanisch interpretiert: als zu starke Muskelanspannung oder zu hoher Blutdruckanstieg. Auch zerebrale arterielle Spasmen können in Einzelfällen verantwortlich gemacht werden. Tatsächlich gibt es immer wieder spontane Berichte über **Schlaganfälle** in Zusammenhang mit Kopfschmerzen bei sexueller Aktivität.

> **Die Ursachen von Kopfschmerzen bei sexueller Aktivität werden vorwiegend mechanisch interpretiert**

Eine biochemische Erklärung wäre, dass während des Orgasmus plötzlich Endorphine zu schnell freigesetzt werden, die dann für **endogene Schmerzkontrollsysteme** nicht zur Verfügung stehen und zu einem plötzlichen Ausfall dieser Schmerzfilter führen. Tatsächlich korreliert die sexuelle Erregung stärker mit der Kopfschmerzentstehung als die körperliche Aktivität.

Die Symptomatik der Kopfschmerzen bei sexueller Aktivität kann auch bösartige Ursachen haben. Bei etwa 5% der Betroffenen ist eine **Subarachnoidalblutung** die Ursache, gelegentlich auch ein Hirnstamminfarkt oder eine Thrombose.

> **Die Symptomatik der Kopfschmerzen bei sexueller Aktivität kann auch bösartige Ursachen haben**

Männer sind von Kopfschmerzen bei sexueller Aktivität häufiger betroffen als Frauen. Das Geschlechtsverhältnis liegt ungefähr bei 3:1. Trotz gleichbleibender sexueller Praktiken der Betroffenen können die Kopfschmerzen über lange Strecken verschwinden, zu anderen Zeitphasen jedoch wieder auftreten.

Management

Diagnostik

Diagnostisch genügt im Falle eines typischen Verlaufs von Kopfschmerzen bei sexueller Aktivität neben der neurologischen Untersuchung die Durchführung einer **kranialen MRT** zum Ausschluss intrakranieller Läsionen. Bei weiteren klinischen Auffälligkeiten, insbesondere bei Nackensteifigkeit, sollte eine Lumbalpunktion erfolgen. Die Indikation zur zerebralen Angiographie basiert dann auf diesen Befunden. In der Regel ist eine Angiographie nicht notwendig. Beim erstmaligen Auftre-

> **Bei klinischen Auffälligkeiten wie Nackensteifigkeit sollte eine Lumbalpunktion erfolgen**

ten eines Orgasmuskopfschmerzes ist der Ausschluss einer Subarachnoidalblutung und einer Arteriendissektion obligatorisch.

Sowohl für den Patienten als auch für den erstuntersuchenden Arzt ist der explosive Schmerztyp, der in der Literatur auch als Donnerschlagkopfschmerz („thunderclap headache") bezeichnet wird, von besonderer Bedeutung. Klinisch-phänomenologisch unterscheidet sich der Kopfschmerztyp nur geringfügig von Kopfschmerzen bei einer Subarachnoidalblutung. In der Diagnostik sollten daher bei Patienten, die einen explosiven Schmerztyp unabhängig von sexueller Aktivität aufweisen, eine kraniale MRT und eine Untersuchung des Liquor cerebrospinalis veranlasst werden. Ergeben sich daraus regelrechte Befunde, kann auf eine zerebrale Angiographie in der Regel verzichtet werden. Besteht dagegen ein explosiver Schmerztyp im Zusammenhang mit sexueller Aktivität, der die typischen Kriterien erfüllt und der nicht mit Nackensteifigkeit verbunden ist, sollte neben der neurologischen Untersuchung zunächst allenfalls eine kraniale MRT erfolgen. Erst bei abnormen neurologischen Befunden muss eine weiterführende apparative Diagnostik veranlasst werden.

Therapie

Patienten mit Kopfschmerzen bei sexueller Aktivität sollten über die Bedingungen der Kopfschmerzen und über deren Verlauf informiert werden. Darüber hinaus ist anzuraten, bei aufkommenden Kopfschmerzen die sexuelle Erregung nur langsam zu steigern. Dieser Hinweis ist zwar einfach, löst das Problem aber oft sehr wirkungsvoll. Bei regelmäßigem Auftreten der Kopfschmerzen kann die Gabe eines **β-Rezeptorenblockers** erwogen werden, z. B. Propranolol in einem Dosierungsbereich von 40–200 mg pro Tag.

Primärer schlafgebundener Kopfschmerz

Klinik

Der primäre schlafgebundene Kopfschmerz ist ein mit dem Schlafverhalten zusammenhängendes Kopfschmerzsyndrom [20, 21, 22, 23, 24, 25]. Erstmals wurde der schlafgebundene Kopfschmerz von Raskin 1988 beschrieben. Die Erkrankung ist sehr selten. Ein schlafgebundener Kopfschmerz tritt bei <1/1000 Patienten in spezialisierten Kopfschmerzzentren auf. In der Regel ist der schlafgebundene Kopfschmerz eine Alterserkrankung, die nach dem 60. Lebensjahr beginnt. Betroffen sind meist Frauen; das Verhältnis von Frauen zu Männern beträgt 65:35. Der schlafgebundene Kopfschmerz tritt in der Regel zu einer festen Zeit in der Nacht auf, zumeist in den frühen Morgenstunden zwischen 1.00 und 3.00 Uhr; in seltenen Fällen auch während des Tages nach einem Mittagsschlaf.

Die Schmerzen beginnen typischerweise sehr schnell. Der Schmerzcharakter ist pulsierend und pochend. Normalerweise dauern die Kopfschmerzen zwischen 15 min und 3 h, woraufhin sie spontan abklingen. In Einzelfällen können die Kopfschmerzen bis zu 10 h andauern. Der Kopfschmerz tritt holozephal auf. Nur sehr selten sind halbseitige Kopfschmerzen präsent. Die Frequenz der Kopfschmerzen ist hoch. Bei 70% der betroffenen Patienten sind >4 Attacken pro Woche zu erwarten. Die Hälfte der Patienten leidet unter täglichen schlafgebundenen Kopfschmerzen. Vegetative Symptome wie Übelkeit, Lärm- und Lichtüberempfindlichkeit treten nur bei etwa 8% auf.

Der schlafgebundene Kopfschmerz kann auch als symptomatischer Schmerz auftreten. Es wurden Patienten mit **Tumoren** der hinteren Schädelgrube oder mit Schlaganfällen beschrieben, die an einem schlafgebundenen Kopfschmerz litten. Auch bei einem Liquorunterdrucksyndrom kann ein schlafgebundener Kopfschmerz auftreten. Eine Besserung nach „blood patch" ist möglich.

Pathophysiologie

Die Pathophysiologie des schlafgebundenes Kopfschmerzes ist ungeklärt. Pathophysiologische Konzepte beziehen sich auf Veränderungen der biologischen Uhr und Störungen zirkadianer Rhythmen. Eine Störung im serotonerg modulierten Schmerzabwehrsystem wird angenommen. Auch eine Dysregulation des Melatoninstoffwechsels wird als mögliche Ursache erörtert. Da schlafgebundener Kopfschmerz sehr häufig während ausgeprägter Traumphasen auftritt, wurde auch eine Beziehung zum Rapid-eye-movement(REM)-Schlaf vermutet. Die REM-Schlafphase geht mit reduzierten Serotoninspiegeln, einem reduzierten zerebralen Blutfluss sowie einer reduzierten neuronalen Aktivi-

Klinisch-phänomenologisch unterscheidet sich der explosive Kopfschmerztyp nur geringfügig von Kopfschmerzen bei einer Subarachnoidalblutung

Die langsame Steigerung der sexuellen Erregung ist bei aufkommenden Kopfschmerzen oft sehr wirkungsvoll

In der Regel ist der schlafgebundene Kopfschmerz eine Alterserkrankung

Die Frequenz der Kopfschmerzen ist hoch

Die Pathophysiologie des schlafgebundenes Kopfschmerzes ist ungeklärt

tät im Nucleus dorsalis raphe und im Locus caeruleus einher. Möglicherweise sind mehrere Pathomechanismen simultan an der Entstehung von schlafgebundenem Kopfschmerz beteiligt.

Therapie

Therapeutisch wird in erster Linie Lithium eingesetzt. In mehreren Fallberichten wurden effektive Behandlungsergebnisse nach Lithiumgabe dokumentiert. Üblicherweise werden initial 300 mg zur Nacht gegeben. Die Dosis kann innerhalb einer Woche auf 600 mg zur Nacht erhöht werden. Die Nieren- und Schilddrüsenfunktion sollten vor Behandlungsbeginn geprüft und regelmäßig kontrolliert werden.

Vor und während einer Lithiumtherapie sollten die Nieren- und Schilddrüsenfunktion kontrolliert werden

Andere Behandlungsoptionen bestehen in der Einnahme von 40–60 mg Koffein oder einer Tasse Kaffee, 5 mg Flunarizin, Melatonin sowie 50 mg Indometacin vor dem Schlafengehen. Indometacin soll insbesondere wirksam sein, wenn die Attacken nicht holozephal, sondern unilateral auftreten.

Primärer Donnerschlagkopfschmerz

Klinik

Der primäre Donnerschlagkopfschmerz äußert sich durch einen plötzlich auftretenden Kopfschmerz von sehr starker bis stärkster Intensität. Er ähnelt Kopfschmerzen, die bei Ruptur eines intrakranialen Aneurysmas auftreten können. Der Beginn ist abrupt, die maximale Intensität wird innerhalb von 1 min erreicht. Die Dauer der Attacken beträgt zwischen 1 h und 10 Tagen. Ob der primäre Donnerschlagkopfschmerz eine eigenständige primäre Kopfschmerzerkrankung darstellt, ist nicht sicher geklärt. Daher muss nach sekundären Kopfschmerzursachen sorgfältig gefahndet werden. Die Diagnose des primären Donnerschlagkopfschmerzes sollte erst dann gestellt werden, wenn alle anderen organischen Ursachen durch eingehende Untersuchungen ausgeschlossen wurden.

Bei Donnerschlagkopfschmerzen muss sorgfältig nach sekundären Ursachen gefahndet werden

Häufig findet sich bei Patienten mit primären Donnerschlagkopfschmerzen in der Vorgeschichte eine **Migräne**. In der Regel treten die Kopfschmerzen im Bereich des Hinterhaupts auf. Sie können in den Kopf und in die Schädelkalotte ausstrahlen. Mögliche Begleiterscheinungen sind Photophobie, Phonophobie, Nackensteifigkeit, Übelkeit und Erbrechen. Wiederholte Anfallserien des primären Donnerschlagkopfschmerzes können innerhalb von wenigen Wochen auftreten. Der Großteil der Patienten zeigt in der neurologischen Untersuchung einen regelrechten Befund.

Diagnostik

Die wichtigsten differenzialdiagnostischen Abgrenzungen betreffen Kopfschmerzen bei:
- Subarachnoidalblutung,
- intrazerebralen Blutungen,
- Sinusvenenthrombose,
- arterieller Dissektion,
- Hypophysenischämie,
- hypertensiver Enzephalopathie,
- spontaner intrakranieller Hypotonie und
- posteriorer Leukenzephalopathie.

Zur Diagnostik sollten eine kraniale CT und eine Lumbalpunktion zum Ausschluss einer Subarachnoidalblutung durchgeführt werden. Fallen diese Untersuchungen regelrecht aus, ist eine kraniale MRT, ggf. eine Angio-MRT, zu veranlassen. Eine **zerebrale Vaskulitis** sollte differenzialdiagnostisch abgegrenzt werden.

Therapie

Der Kopfschmerz ist selbstlimitierend, eine spezifische Behandlung ist nicht bekannt. Ein erhöhtes Risiko für zerebrale Blutungen ist bislang nicht beschrieben. Bei häufig auftretendem Donnerschlagkopfschmerz mit Vasospasmen sollte die Gabe von Nimodipin erwogen werden.

Bei häufig auftretendem Donnerschlagkopfschmerz mit Vasospasmen sollte die Gabe von Nimodipin erwogen werden

Hemicrania continua

Klinik

Die Hemicrania continua ist ein anhaltender, streng einseitiger Kopfschmerz, der auf Indometacin anspricht [18, 26, 27, 28, 29, 30, 31, 32, 33]. Seitenwechsel erfolgen nicht. Die Kopfschmerzen treten mindestens seit 3 Monaten auf. Zudem sind sie täglich und kontinuierlich ohne schmerzfreie Intervalle präsent. Schmerzen mittlerer Intensität werden zeitweise von Schmerzen stärkerer Intensität überlagert. Als Begleitsymptome treten auf:

- konjunktivale Injektion,
- Lakrimation,
- nasale Kongestion,
- Rhinorrhö,
- Miosis oder
- Ptosis.

Die Schmerzen sprechen auf Indometacin zuverlässig an.

Ob die Hemicrania continua eine Unterform der **trigeminoautonomen Kopfschmerzen** darstellt, wird kontrovers diskutiert. Es sind etwa doppelt so viele Frauen wie Männer betroffen. Im Mittel tritt die Hemicrania continua im 34. Lebensjahr auf, sie kann bereits in der zweiten Dekade und bis zum 60. Lebensjahr auftreten. Die Schmerzintensität ist nicht so stark wie bei Clusterkopfschmerzen. Darüber hinaus besteht der Schmerz dauerhaft und wird nicht durch kopfschmerzfreie Zeitabschnitte unterbrochen. Die Schmerzverstärkung tritt sehr häufig auch in der Nacht auf, sodass die Patienten mit schweren Schmerzen aufwachen. Gleichzeitig werden die Schmerzexazerbationen von vegetativen autonomen Symptomen begleitet. Viele Patienten berichten über ein Gefühl von Sand oder Trockenheit im Auge. Der Schmerz ist streng einseitig und zeigt nur in wenigen Ausnahmefällen einen Seitenwechsel.

Auch die Hemicrania continua kann episodisch und chronisch auftreten. Bei der chronischen Form zeigen sich keine Remissionsphasen ohne Schmerzen. Die chronische Form tritt bei ungefähr der Hälfte der Patienten auf. Sie entwickelt sich bei ungefähr 35% aus einer episodischen Form.

Diagnose

Die Hemicrania continua wird im klinischen Alltag sehr häufig nicht adäquat diagnostiziert. Häufige Fehldiagnosen schließen den Clusterkopfschmerz und die Migräne ein. Insbesondere von der chronischen unilateralen Migräne kann die Hemicrania continua nur schwer differenziert werden. Diagnostisch entscheidend ist der **Indometacintest**. Weder der Clusterkopfschmerz noch die Migräne sprechen auf Indometacin an, die Schmerzen der Hemicrania continua kann der Test jedoch limitieren.

Die Hemicrania continua kann auch als symptomatische Kopfschmerzform auftreten. Aus diesem Grund ist eine sorgfältige neurologische und ggf. weiterführende apparative Diagnostik erforderlich. Mögliche symptomatische Formen schließen:

- Schädelbasistumoren,
- HIV,
- Adenokarzinome der Lunge und
- zervikale Bandscheibenvorfälle

ein. Bei zusätzlich bestehendem Kopfschmerz bei **Medikamentenübergebrauch** kann die Dauergabe von Analgetika die Hemicrania continua überlagern und verschleiern. Eine diagnostische Medikamentenpause kann das klinische Erscheinungsbild klären.

Pathophysiologie

Die pathophysiologische Entstehung der Hemicrania continua ist ungeklärt. Einerseits wird die Hemicrania continua als eigenständige Kopfschmerzerkrankung betrachtet. Andererseits werden jedoch auch Verbindungen zur Pathophysiologie der Migräne oder der Clusterkopfschmerzen erörtert.

Bei der Hemicrania continua werden Schmerzen mittlerer Intensität zeitweise von Schmerzen stärkerer Intensität überlagert

Die Hemicrania continua kann episodisch und chronisch auftreten

Clusterkopfschmerz und Migräne sind häufige Fehldiagnosen bei der Hemicrania continua

Die Hemicrania continua kann auch als symptomatische Kopfschmerzform auftreten

Therapie

In der Behandlung der Hemicrania continua ist Indometacin das Medikament der Wahl. Der Einsatz ist auch aus diagnostischen Gründen entsprechend der ICHD-2 erforderlich. Der Indometacintest leitet die Behandlung ein:

- Zur Durchführung des Indometacintests wird Indometacin initial täglich in einer Dosis von 3-mal 25 mg gegeben.
- Stellt sich nach 3 Tagen keine bedeutsame Wirkung ein, wird die Dosis für weitere 3–10 Tage auf 3-mal 50 mg erhöht.
- Besteht eine teilweise Linderung bei ansonsten typischem klinischem Bild kann eine weitere Erhöhung auf 3-mal 75 mg oder 3-mal 100 mg für weitere 3–5 Tage erfolgen.
- In aller Regel stellt sich die ausgeprägte Wirkung von Indometacin prompt ein.
- In Ausnahmefällen kann dies jedoch auch erst nach 10 Tagen geschehen.
- Eine schnelle Entscheidung kann mit dem i.m.-Indometacintest angestrebt werden. Dabei wird Indometacin 100 mg i.m. verabreicht. Daraufhin kann sich eine sofortige Schmerzlinderung für etwa 11±3,5 h einstellen.

Indometacin wird in einer Erhaltungsdosis von 25–100 mg eingesetzt. In Einzelfällen müssen auch höhere Dosierungen verabreicht werden. Darreichungsformen, die Indometacin langsam freisetzen, können einen besseren Nachtschlaf ermöglichen. Besteht eine episodische Verlaufsform, kann Indometacin mit der erwarteten Beendigung der aktiven Periode abgesetzt werden. Bei chronischen Verlaufsformen ist eine Langzeitbehandlung mit Indometacin erforderlich. Eine Magenschutzmedikation sollte verabreicht werden.

Zur symptomatischen Behandlung wurden auch:

- Naproxen,
- Paracetamol,
- Ibuprofen,
- Piroxicam,
- Rofecoxib,
- Celecoxib und
- Melatonin

eingesetzt. Über Patienten mit indometacinresistenten Verläufen wurde berichtet. Sie erfüllen jedoch nicht die diagnostischen Kriterien der ICHD-II.

Neu aufgetretener Dauerkopfschmerz

Klinik

Der neu aufgetretene Dauerkopfschmerz („new daily persistent headache") ist ein täglicher Kopfschmerz, der nach plötzlichem Beginn nicht mehr remittiert [34, 35, 36, 37, 38]. Die Schmerzen sind in der Regel beidseits lokalisiert. Der Charakter ist drückend und beengend, die Schmerzintensität leicht bis mittelstark. Leichte sensorische Reizsymptome wie Photophobie und Phonophobie sowie Übelkeit und Erbrechen können bestehen.

Der neu aufgetretene Dauerkopfschmerz wurde in die ICHD-II neu aufgenommen. Erstbeschreiber war 1986 Vanast. Charakteristisch für die Patienten war ein Dauerkopfschmerz, der von Beginn an plötzlich auftrat und auch so verblieb. Im Vorfeld traten keine Kopfschmerzen auf, intermittierende episodische Kopfschmerzen waren bei diesen Verläufen nicht präsent.

Der neu aufgetretene Dauerkopfschmerz kann in jedem Alter einsetzen. Es gibt Fallberichte von der zweiten bis achten Lebensdekade. Das Geschlechtsverhältnis von Männern zu Frauen beträgt 1:1,5. Eine familiäre Häufung ist nicht bekannt. In der Regel können die Patienten den Beginn der Kopfschmerzen auf den Tag und sogar auf die Uhrzeit genau angeben. Ab diesem Zeitpunkt bestehen dann Dauerkopfschmerzen, obwohl zuvor keine Kopfschmerzen auftraten. In Einzelfällen werden im Zusammenhang mit dem Kopfschmerzbeginn Atemwegsinfekte oder stresshafte Lebensereignisse erinnert.

> In der Behandlung der Hemicrania continua ist Indometacin das Medikament der Wahl

> Der neu aufgetretene Dauerkopfschmerz kann mit leichten sensorischen Reizsymptomen und Übelkeit einhergehen

> Der neu aufgetretene Dauerkopfschmerz kann in jedem Alter einsetzen

Der Langzeitverlauf ist nicht bekannt. Es gibt selbstlimitierende Verlaufsformen, bei denen die Kopfschmerzen nach Monaten oder auch Jahren spontan sistieren. Anderseits gibt es **maligne Verlaufsformen**, die mit permanenten Kopfschmerzen einhergehen und auf keinerlei therapeutische Bemühung ansprechen.

Diagnose

Zur diagnostischen Evaluation sind sorgfältige neurologische Untersuchungen, eine zerebrale MRT, eine Lumbalpunktion sowie Laboruntersuchungen erforderlich. Symptomatische Formen schließen ein Liquorunterdrucksyndrom und die Sinusvenenthrombose ein. Symptomatische Ursachen des neu aufgetretenen Dauerkopfschmerzes können auch sein:

- Pseudotumor cerebri,
- Karotis- oder Vertebralisdissektion,
- Subarachnoidalblutungen,
- Sinusitiden,
- posttraumatische Kopfschmerzen,
- Arteriitis temporalis,
- subdurales Hämatom,
- Raumforderungen,
- chronische Meningitiden und
- Schilddrüsenunterfunktion.

Therapie

Spezifische Behandlungsoptionen sind nicht bekannt. Zuverlässige Behandlungseffekte sind bislang nicht beschrieben worden. Experimentelle Behandlungsoptionen schließen sämtliche Medikamente ein, die bei den trigeminoautonomen Kopfschmerzen sowie bei Migräne verwendet werden.

Münzkopfschmerz

Klinik

Der Münzkopfschmerz wurde erstmals von Pareja et al. [10] beschrieben. Er wird im Anhang der ICHD-II zur weiteren Evaluation aufgeführt. Die Schmerzen treten umschrieben münzförmig im Kopfbereich auf [39, 40, 41, 42, 43]. Eine strukturelle Läsion für die Kopfschmerzen lässt sich nicht aufdecken. Die Schmerzen treten typischerweise in einem runden Areal mit einem Durchmesser von 2–6 cm auf. Sie können sowohl chronisch als auch episodisch über Wochen oder Monate verlaufen. Die Schmerzintensität ist leicht bis mittelstark. Bei einigen Patienten können überlagerte Schmerzspitzen bestehen. Die Schmerzen können durch Berührung verstärkt werden, ebenfalls durch das Valsalva-Manöver. Der Schmerzcharakter ist drückend bis stechend, brennend und pulsierend. In der Regel ist der Schmerz einseitig lokalisiert, ein Seitenwechsel und bilaterale Schmerzen sind jedoch im Einzelfall beschrieben worden.

> Die Schmerzen treten typischerweise in einem runden Areal mit einem Durchmesser von 2–6 cm auf

Diagnose

Der Münzkopfschmerz ist eine Ausschlussdiagnose. Die Diagnostik sollte eine sorgfältige neurologische Untersuchung des Kopfs und der perikranialen Muskeln, Laboruntersuchungen sowie bildgebende Verfahren umfassen.

In einem Fall wurde über einen symptomatischen Münzkopfschmerz in Zusammenhang mit einem Marfan-Syndrom berichtet. Die Ursache des Münzkopfschmerzes ist ungeklärt. Möglicherweise handelt es sich um eine lokale Sensitivierung von **Trigeminusfasern** im Bereich des Kopfs. In der Regel spricht der Münzkopfschmerz nicht auf eine Lokalanästhesie des betroffenen Areals an.

> Der Münzkopfschmerz spricht in der Regel nicht auf eine Lokalanästhesie des betroffenen Areals an

Therapie

Sollte die Intensität der Schmerzen schwer sein, kann eine symptomatische analgetische Therapie eingeleitet werden [44]. Optionen der versuchsweisen Dauertherapie sind:

- Antikonvulsiva wie
  - Gabapentin,
  - Pregabalin oder
  - Carbamazepin;
- trizyklische Antidepressiva und
- Botulinumtoxin.

Kontrollierte Studien hierzu liegen jedoch nicht vor.

Fazit für die Praxis

- Über die Pathogenese der Kopfschmerztypen aus Kapitel 4 der ICHD ist noch immer wenig bekannt.
- Die Therapie basiert in der Regel auf Einzelfallberichten und unkontrollierten Studien.
- Einige Kopfschmerztypen können symptomatischer Natur sein. Primäre und sekundäre Kopfschmerzen müssen sorgfältig abgegrenzt werden.
- Von besonderer Bedeutung bei der Behandlung primärer Hustenkopfschmerzen ist die kausale Hustentherapie.
- Patienten mit Kopfschmerzen bei körperlichen Anstrengungen sollte geraten werden, ihre Aktivitäten allmählich zu steigern.
- Folgen primäre Kopfschmerzen bei sexueller Aktivität einem typischen Verlauf, genügt neben der neurologischen Untersuchung eine kraniale MRT zum Ausschluss intrakranieller Läsionen. Den Patienten ist zu empfehlen, bei aufkommenden Kopfschmerzen die sexuelle Erregung nur langsam zu steigern.
- Die Hemicrania continua wird häufig mit Clusterkopfschmerz oder Migräne verwechselt. Diagnostisch hilfreich und entscheidend ist der Indometacintest.
- Neben der Hemicrania continua sprechen auch der primär stechende Kopfschmerz und der Kopfschmerz bei körperlicher Anstrengung auf Indometacin an.

Korrespondenzadresse

Prof. Dr. H. Göbel
Schmerzklinik Kiel
Heikendorfer Weg 9–27, 24149 Kiel
hg@schmerzklinik.de

Interessenkonflikt. Der korrespondierende Autor gibt für sich und seine Koautoren an, dass kein Interessenkonflikt besteht.

Literatur

1. Guerrero AL, Herrero S et al (2011) Incidence and influence on referral of primary stabbing headache in an outpatient headache clinic. J Headache Pain 12:311–313
2. Hofstadter-Duke KL, Allen KD (2011) External hand warming as a novel treatment for ice pick headaches: a controlled case study. Appl Psychophysiol Biofeedback 36:129–133
3. Mukharesh LO, Jan MM (2011) Primary stabbing „ice-pick" headache. Pediatr Neurol 45:268–270
4. Pareja JA, Sjaastad O (2010) Primary stabbing headache. Handb Clin Neurol 97:453–457
5. Robbins MS (2011) Transient stabbing headache from an acute thalamic hemorrhage. J Headache Pain 12:373–375
6. Bhadelia RA, Frederick E et al (2011) Cough-associated headache in patients with Chiari I malformation: CSF flow analysis by means of cine phase-contrast MR imaging. AJNR Am J Neuroradiol 32:739–742
7. Ferrante E (2005) Aetiology of primary cough headache. Cephalalgia 25:640
8. Ferrante T, Latte L et al (2011) Cough headache secondary to spontaneous intracranial hypotension complicated by cerebral venous thrombosis. Neurol Sci 33:429–433

9. Ozge C, Atis S et al (2005) Cough headache: frequency, characteristics and the relationship with the characteristics of cough. Eur J Pain 9:383–388

10. Pascual J (2005) Primary cough headache. Curr Pain Headache Rep 9:272–276

11. Pascual J, Gonzalez-Mandly A et al (2010) Primary cough headache, primary exertional headache, and primary headache associated with sexual activity. Handb Clin Neurol 97:459–468

12. Turner IM, Harding TM (2008) Headache and sexual activity: a review. Headache 48:1254–1256

13. Allena M, Rossi P et al (2010) Focus on therapy of the Chapter IV headaches provoked by exertional factors: primary cough headache, primary exertional headache and primary headache associated with sexual activity. J Headache Pain 11:525–530

14. Anand KS, Dhikav V (2009) Primary headache associated with sexual activity. Singapore Med J 50:e176–e177

15. Baykan B, Ertas M (2008) Hypnic headache associated with medication overuse: case report. Agri 20:40–43

16. Frese A, Eikermann A et al (2003) Headache associated with sexual activity: demography, clinical features, and comorbidity. Neurology 61:796–800

17. Frese A, Rahmann A et al (2007) Headache associated with sexual activity: prognosis and treatment options. Cephalalgia 27:1265–1270

18. Rossi P, Tassorelli C et al (2010) Focus on therapy: hemicrania continua and new daily persistent headache. J Headache Pain 11:259–265

19. Yeh YC, Fuh JL et al (2010) Clinical features, imaging findings and outcomes of headache associated with sexual activity. Cephalalgia 30:1329–1335

20. Diener HC, Obermann M et al (2011) Hypnic headache: clinical course and treatment. Curr Treat Options Neurol 14:15–26

21. Garza I, Oas KH (2009) Symptomatic hypnic headache secondary to a nonfunctioning pituitary macroadenoma. Headache 49:470–472

22. Holle D, Naegel S et al (2011) Hypothalamic gray matter volume loss in hypnic headache. Ann Neurol 69:533–539

23. Lanteri-Minet M, Donnet A (2010) Hypnic headache. Curr Pain Headache Rep 14:309–315

24. Lisotto C, Rossi P et al (2010) Focus on therapy of hypnic headache. J Headache Pain 11:349–354

25. Manni R, Ghiotto N (2010) Hypnic headache. Handb Clin Neurol 97:469–472

26. Antonaci F, Sjaastad O (2010) Hemicrania continua. Handb Clin Neurol 97:483–487

27. Cittadini E, Goadsby PJ (2010) Hemicrania continua: a clinical study of 39 patients with diagnostic implications. Brain 133(Pt 7):1973–1986

28. Cittadini E, Goadsby PJ (2011) Update on hemicrania continua. Curr Pain Headache Rep 15:51–56

29. Goadsby PJ, Cittadini E et al (2010) Trigeminal autonomic cephalalgias: paroxysmal hemicrania, SUNCT/SUNA, and hemicrania continua. Semin Neurol 30:186–191

30. Sjaastad O, Vincent M (2010) Indomethacin responsive headache syndromes: chronic paroxysmal hemicrania and hemicrania continua. How they were discovered and what we have learned since. Funct Neurol 25:49–55

31. Wang SJ, Fuh JL (2010) The other headaches: primary cough, exertion, sex, and primary stabbing headaches. Curr Pain Headache Rep 14:41–46

32. Weatherall MW, Bahra A (2011) Familial hemicrania continua. Cephalalgia 31:245–249

33. Yablon LA, Newman LC (2010) Hemicrania continua: a second case in which the remitting form evolved from the chronic form. Headache 50:1381–1383

34. Evans RW, Seifert TD (2011) The challenge of new daily persistent headache. Headache 51:145–154

35. Grande RB, Aaseth K et al (2009) Prevalence of new daily persistent headache in the general population. The Akershus study of chronic headache. Cephalalgia 29:1149–1155

36. Peng KP, Fuh JL et al (2011) New daily persistent headache: should migrainous features be incorporated? Cephalalgia 31:1561–1569

37. Robbins MS, Grosberg BM et al (2010) Clinical and prognostic subforms of new daily-persistent headache. Neurology 74:1358–1364

38. Young WB (2011) New daily persistent headache: controversy in the diagnostic criteria. Curr Pain Headache Rep 15:47–50

39. Cuadrado ML, Valle B et al (2009) Bifocal nummular headache: the first three cases. Cephalalgia 29:583–586

40. Fernandez-de-Las-Penas C, Penacoba-Puente C et al (2009) Depression and anxiety are not related to nummular headache. J Headache Pain 10:441–445

41. Guerrero AL, Cuadrado ML et al (2011) Bifocal nummular headache: a series of 6 new cases. Headache 51:1161–1166

42. Guillem A, Barriga FJ et al (2009) Nummular headache associated to arachnoid cysts. J Headache Pain 10:215–217

43. Pareja JA, Montojo T et al (2011) Nummular headache update. Curr Neurol Neurosci Rep 12:118–124

44. Baldacci F, Nuti A et al (2010) Nummular headache dramatically responsive to indomethacin. Cephalalgia 30:1151–1152

Schmerz 2013 · 27:81–95
DOI 10.1007/s00482-012-1287-5
Online publiziert: 2. Februar 2013

Redaktion
H. Göbel, Kiel
R. Sabatowski, Dresden

H.J. Gerbershagen
Klinik für Anästhesiologie und operative Intensivmedizin, Utrecht

Chronifizierung postoperativer Schmerzen

Physiologie, Risikofaktoren und Prävention

Zusammenfassung

Unter chronischen postoperativen Schmerzen (CPSP) versteht man Schmerzen, die mindestens 3 Monate nach einer Operation persistieren. Sie treten mit einer Häufigkeit von etwa 5–60% auf und führen in ungefähr 1–3% der Fälle zu starken schmerzbedingten Beeinträchtigungen. Die Pathomechanismen, die zur Entwicklung von CPSP führen, sind komplex. Eine Nervenläsion mit neuropathischen Schmerzen kann eine Ursache für CPSP sein, jedoch werden bei vielen CPSP-Patienten keine neuropathischen Schmerzen nachgewiesen. Die periphere und zentrale Sensibilisierung sind die wesentlichen Mechanismen, die eine Chronifizierung akuter postoperativer Schmerzen hervorrufen. Da die CPSP-Therapie häufig schwierig ist, wird versucht, die zentrale Sensibilisierung zu verhindern. Neue Erkenntnisse zur Physiologie der CPSP-Entwicklung, perioperativen Risikofaktoren und Möglichkeiten präventiver Interventionen werden diskutiert.

Schlüsselwörter

Schmerzchronifizierung · Schmerzprävention · Neuropathischer Schmerz · Zentrale Sensibilisierung · Periphere Sensibilisierung

Lernziele

Nach Lektüre dieses Beitrags
- sind Ihnen die Operationen mit den höchsten Inzidenzen chronischer postoperativer Schmerzen vertraut,
- kennen Sie die Prädiktoren für die Entstehung chronischer postoperativer Schmerzen,
- verstehen Sie die Pathomechanismen der postoperativen Schmerzchronifizierung,
- sind Sie mit präventiven Maßnahmen vertraut.

Einleitung

Chronischer postoperativer Schmerz (CPSP) stellt ein großes **gesundheitsökonomisches Problem** dar. Fast 15 Mio. Operationen werden jährlich in Deutschland durchgeführt. Man geht davon aus, dass 1–3% der Patienten nach dem Eingriff starke schmerzbedingte postoperative Beeinträchtigungen erleben. Manche Operationen haben ein deutlich höheres Risiko für persistierende Schmerzen, auftreten können diese jedoch nach jedem Eingriff. Da sich die Schmerztherapie von CPSP häufig schwierig gestaltet, hat die Prävention einen besonders hohen Stellenwert.

Chronischer postoperativer Schmerz kann nach jedem Eingriff auftreten

Definition

Für die Beschreibung chronischer Schmerzen nach einer Operation werden verschiedene Synonyme verwendet:
- chronischer postoperativer Schmerz ["chronic postsurgical pain" (CPSP)],
- „chronic postoperative pain" (CPOP) oder
- persistierender postoperativer Schmerz (PPP).

Für Subgruppen haben sich ebenfalls eigene Namen etabliert wie **Postthorakotomieschmerz** oder **Poststernotomieschmerz**. Phantom- und Stumpfschmerzen nach Amputationen werden ebenfalls zum CPSP gezählt.

Eine allgemeingültige Definition des CPSP existiert nicht. Die rein zeitliche Definition des CPSP mit einer Persistenz von >3 bzw. 6 oder 12 Monaten nach einer Operation ist zu einfach, um die Multidimensionalität und die Komplexität dieses Schmerzchronifizierungsprozesses zu charakterisieren. Macrae [1] definierte im Jahr 2001 CPSP als Schmerz,
1. der nach einer Operation neu auftritt,
2. der nach einer Operation >2 Monate persistiert,

Eine allgemeingültige Definition des CPSP existiert nicht

Transition from acute to chronic postsurgical pain. Physiology, risk factors and prevention

Abstract

Chronic postsurgical pain (CPSP) is defined as pain persisting for longer than 3 months postoperatively. The frequency of occurrence ranges from 5 % to 60 % in all types of surgery and 1-3 % of patients with CPSP will suffer from severe pain and pain-related interference with daily activities. The pathological mechanisms which lead to the development of CPSP are complex and have not yet been analyzed. Neuropathic pain after surgical nerve lesions has been reported. Many patients with CPSP, however, do not present with any neuropathic pain characteristics. Peripheral and central sensitization are the essential mechanisms of the development of pain chronicity in the postoperative period. As treatment of CPSP is demanding it is attempted to prevent central sensitization before CPSP develops. New scientific findings on the development of CPSP, perioperative risk factors and the potential of preventative interventions are discussed.

Keywords

Chronic pain · Pain prevention · Neuropathic pain · Central sensitization · Peripheral sensitization

Tab. 1 Inzidenz von starken akuten postoperativen Schmerzen und CPSP sowie der Anteil neuropathischer Schmerzen bei CPSP

	Starker postoperativer Akutschmerz[a] (%)	CPSP (%)	Neuropathische Schmerzen bei CPSP (%)
Amputation der unteren Extremität	23	50–80	80
Mammaablation	12	47	65
Thorakotomie	23	25–60	45
Sternotomie	25	7–17	–
Lungentransplantation	–	18	–
Knieprothese	28	13	6
Inguinalhernie	12	10	80
Mammaaugmentation	30	10	38
Sectio caesarea	33	5–10	50
Kraniotomie	11	7–30	25
Melanomresektion	–	9	–

[a]Anteil der Patienten mit einer Schmerzintensität auf der numerischen Rating-Skala (NRS) ≥8 innerhalb der ersten 24 h nach der Operation (Analyse der deutschen QUIPS-Datenbank mit 120 teilnehmenden deutschen Krankenhäusern).
CPSP Chronischer postoperativer Schmerz („chronic postsurgical pain"); QUIPS Qualitätsverbesserung in der postoperativen Schmerztherapie [5].

3. für den andere Ursachen ausgeschlossen wurden und
4. der nicht das Resultat eines kontinuierlichen präexistierenden Problems ist.

In den aktuellen Studien wird eine Persistenz von 6 oder sogar 12 Monaten empfohlen, da auch nach vielen Monaten die postoperativen Schmerzen noch selbstlimitierend sein können.

Epidemiologie

Je nach chirurgischem Eingriff werden die CPSP-Inzidenzen mit 5–60% angegeben. Starker, beeinträchtigender CPSP tritt abhängig von der Operationsart mit einer Häufigkeit von 1–10% auf. Die Inzidenzen bei einzelnen Operationsarten schwanken jedoch erheblich, insbesondere da unterschiedliche Definitionen des CPSP angewendet werden. So werden zumeist Zeitfenster von 3, 6 oder 12 Monaten postoperativ untersucht. Ein präoperativ vorbestehender Schmerz wird häufig nicht ausgeschlossen.

Eine große Bevölkerungsquerschnittstudie ergab eine Prävalenz des CPSP von 40% nach Operationen während der letzten 3 Jahre [2]. Durchschnittlich 20% der Patienten in deutschen Schmerzkliniken geben an, dass ihre chronischen Schmerzen u. a. durch einen operativen Eingriff verursacht wurden.

Im Laufe der letzten Jahre wurden die verschiedensten Operationen zunehmend im Hinblick auf CPSP untersucht. Es wird deutlich, dass der CPSP eine Komplikation ist, die nach fast jedem chirurgischen Eingriff auftreten kann, so auch nach kleinen Eingriffen wie einer Melanomresektion (CPSP-Inzidenz: 9%; [3]). In ersten Untersuchungen zu CPSP bei Kindern wurde eine Inzidenz von 13% ermittelt [4]. Viele Studien untersuchten lediglich die Inzidenz, nicht jedoch die Schmerzintensität oder schmerzbedingte Beeinträchtigungen durch den CPSP. In Zukunft muss der Schmerzchronifizierungsgrad genauer untersucht werden, um den Effekt präventiver Maßnahmen besser beurteilen zu können. In ◘ **Tab. 1** sind CPSP-Inzidenzen für eine Auswahl operativer Eingriffe aufgelistet.

Pathophysiologie

Die Mechanismen der Entstehung und Persistenz des CPSP sind komplex und heute nur teilweise bekannt. Operationsbedingte Gewebe- und Nervenverletzungen sind die Hauptursachen für CPSP. Neuropathische Schmerzen, persistierende inflammatorische Reaktionen sowie periphere und zentrale Sensibilisierung können zu langanhaltenden Schmerzen über die Phase der Wundgenesung hinaus führen.

Ein beeinträchtigender CPSP tritt abhängig von der Operationsart mit einer Häufigkeit von 1–10% auf

In ersten Untersuchungen wurde bei Kindern eine Inzidenz von 13% ermittelt

Operationsbedingte Gewebe- und Nervenverletzungen sind die Hauptursachen für CPSP

Neuropathischer Schmerz

Die Inzidenz neuropathischer Schmerzen variiert deutlich zwischen den verschiedenen Operationen. Die Varianz ist teilweise durch die verschiedenen Anamnese- und Untersuchungsmethoden des neuropathischen Schmerzes bedingt [6]. Die neuropathische Komponente bei CPSP wird zur Standardisierung in Studien entweder mit einem **Screeningfragebogen** für neuropathische Schmerzen oder mithilfe der **quantitativen sensorischen Testung** (QST) analysiert.

Eine Befragung von >2000 Patienten nach unterschiedlichen Operationen ergab eine CPSP-Inzidenz von 40%. Hierbei gaben 22% der Patienten leichte, 11% mittelstarke und 7% starke Schmerzen an [2]. **Hypästhesien** und/oder **Hyperästhesien** im Bereich der Operationsnarbe persistierten in 25% der Fälle und waren in dieser Studie die relevantesten unabhängigen Risikofaktoren für CPSP. Patienten mit Hypästhesien berichteten in 55%, Patienten mit Hyperästhesien in 72% und Patienten mit einer Kombination aus Hyp- und Hyperästhesien in 89% der Fälle über CPSP. Jedoch gaben 30% der CPSP-Patienten keine somatosensorischen Dysfunktionen im Bereich der Operation an [2]. Des Weiteren führten nicht alle postoperativ persistierenden somatosensorischen Störungen zu CPSP. Ein Anteil von 20% der Patienten gab nach Herniotomien, 43% nach Sternotomien und 38% nach Mammaaugmentation nervale Störungen ohne persistierende Schmerzen an.

Neben der mechanisch verursachten Neuropathie wird auch eine inflammatorisch-immunologische Komponente diskutiert

Neben der mechanisch verursachten Neuropathie wird auch eine inflammatorisch-immunologische Komponente diskutiert. Bei 21 CPSP-Patienten mit postoperativen Neuropathien wurde nach verschiedenen Operationen ohne Hinweis auf eine intraoperative mechanische Nervenläsion eine Biopsie superfizieller sensorischer Nerven durchgeführt [7]. Bei allen Patienten war eine postchirurgische inflammatorische Neuropathie festzustellen. Einen weiteren Hinweis auf ein inflammatorisch-immunologisches Geschehen gibt die niedrigere Prävalenz und Intensität von CPSP nach Lungentransplantationen im Vergleich zu Lungenresektionen. Es wird diskutiert, ob dies durch die medikamentöse Suppression der Immunreaktion nach Transplantation bedingt sein könnte. Welchen Stellenwert die inflammatorisch-immunologische Reaktion auf CPSP hat und wie häufig postchirurgische inflammatorische Neuropathien bzw. neuropathische Schmerzen auftreten, ist nicht bekannt.

Periphere Sensibilisierung

Die periphere Sensibilisierung beschreibt eine erhöhte Empfindlichkeit peripherer nozizeptiver Neurone, die nach Gewebeläsion entsteht. Verursacht wird sie durch verschiedene **Mediatoren**, **Neurotransmitter** und Moleküle wie ATP, Stickstoffmonoxid, Histamin, Bradykinin und proinflammatorische Zytokine, die aus dem geschädigten Gewebe austreten. Diese Substanzen führen an den Nozizeptoren zu einer Erniedrigung der Reizschwelle sowie zu einer Signalamplifikation. Daraus folgt das klinische Bild der primären Hyperalgesie, eine erhöhte Empfindlichkeit auf Schmerzreize im Wundgebiet. Im weiteren Verlauf können benachbarte Nozizeptoren, die zuvor nicht auf mechanische Reize reagierten, plötzlich auch Schmerzreize weiterleiten.

Im Wundgebiet ist die Empfindlichkeit auf Schmerzreize erhöht

Zentrale Sensibilisierung

Die zentrale Sensibilisierung ist eine Verstärkung neuronaler Signale im Zentralnervensystem, die eine Schmerzüberempfindlichkeit bewirkt [8]. Nozizeptive Reize nach Gewebetrauma lösen normalerweise eine reversible Hyperexzitabilität des Zentralnervensystems aus. Auf spinalem Niveau kommt es zu einer erhöhten Erregbarkeit der Hinterhornneurone, die v. a. durch die Substanz P und Glutamat verstärkt wird. Sie kann zu kurzfristigen Veränderungen an den Synapsen führen, z. B. zur Phosphorylierung der Ionenkanäle und Rezeptorproteine, aber auch zu langfristigen Veränderungen. Letztere sind bedingt durch eine veränderte Genexpression, die wiederum als Basis der **spinalen Langzeitpotenzierung** (LTP) diskutiert werden. Die LTP an den Synapsen des Hinterhorns steht in engem Zusammenhang mit der Hyperalgesie und ist ein Schwerpunkt der wissenschaftlichen Forschung, die neue Wege der Prävention und Therapie chronischer Schmerzen sucht [8, 9].

Nozizeptive Reize nach Gewebetrauma lösen normalerweise eine reversible Hyperexzitabilität des Zentralnervensystems aus

Eine wichtige Rolle in der Entwicklung des CPSP spielt auch das deszendierende schmerzinhibitorische System, das im periaquäduktalen Höhlengrau des Mittelhirns entspringt und seine antinozizeptive Wirkung über die retikulären Kerngebiete und den Locus caeruleus auf die Interneurone des Hinterhorns weiterleitet. Die Funktion und Effektivität dieses endogenen schmerzhemmenden Systems kann mit dem Conditioned-pain-modulation(CPM)-Paradigma, das früher „diffuse noxi-

Das deszendierende schmerzinhibitorische System spielt eine wichtige Rolle in der Entwicklung des CPSP

Tab. 2 Risikofaktoren für die Entwicklung chronischer postoperativer Schmerzen

Präoperative Risikofaktoren	Intraoperative Risikofaktoren	Postoperative Risikofaktoren
Präoperativer chronischer Schmerz	Nervenläsion	Starker postoperativer Akutschmerz
Jüngeres Alter	Offene vs. minimal-invasive Eingriffe	Wundinfektion
Weibliches Geschlecht		Frühe postoperative sekundäre Hyperalgesie
Angst		Frühe postoperative neuropathische Schmerzen
Schmerzbezogenes Katastrophisieren		Wahrgenommene geringe Kontrolle über den Akutschmerz
Hyperalgesie		
Eingeschränkte deszendierende Inhibition		
(Genetische Disposition)		

ous inhibitory control" (DNIC) genannt wurde, beurteilt werden. Dafür wird an einer Seite des Körpers ein Schmerzreiz, der konditionierte Stimulus, appliziert, der die endogene Schmerzhemmung aktiviert. Danach wird an einer anderen Lokalisation ein weiterer Schmerzreiz, der Teststimulus, appliziert. Für verschiedene chronische Schmerzerkrankungen konnte nachgewiesen werden, dass die endogene Schmerzhemmung bei Patienten die Schmerzhaftigkeit des Teststimulus weniger effektiv reduzierte als bei Probanden. Erstmals konnte dieser Effekt nun auch bei CPSP gezeigt werden. Patienten mit präoperativ ineffektiver CPM vor Thorakotomie entwickelten nach 6 Monaten häufiger CPSP [10].

Auch auf kortikaler Ebene kann es zu Veränderungen im Rahmen der zentralen Sensibilisierung kommen, wie beispielsweise nach traumatischen Nervenschäden oder bei Phantomschmerzen dargestellt. Die sog. kortikale Plastizität entspricht neuroplastischen Veränderungen in somatotopischen Arealen und angrenzenden Gebieten des entsprechenden peripheren Läsionsorts.

Für die zentrale Sensibilisierung sind folgende Symptome typisch, jedoch müssen nicht alle bei jedem Patienten auftreten [8]:

- dynamisch-mechanische Allodynie (nichtschmerzhafte Berührungen intakter Haut werden als schmerzhaft empfunden);
- sekundäre Hyperalgesie (erhöhte Schmerzempfindlichkeit durch einen Schmerzreiz des direkt die Wunde umgebenden Gewebes);
- Wind-up-Phänomen [Schmerzverstärkung, durch eine Serie von Schmerzreizen. Beim QST wird im Abstand von jeweils 1 s 10-mal die Haut mit einer Nadel gereizt (256 N m)]. Die zeitliche Summation ist ein ähnliches Phänomen, bei dem ein kontinuierlicher Reiz, z. B. ein Hitzereiz, zur Schmerzverstärkung führt.

Bei CPSP-Patienten finden sich häufiger klinische Zeichen der zentralen Sensibilisierung. Nach Inguinalhernienoperation zeigte sich bei CPSP-Patienten in 50% und bei Nicht-CPSP-Patienten in 15% der Fälle das Wind-up-Phänomen. Auch eine Hyperalgesie auf Druckschmerz der kontralateralen Inguinalregion war in 50% der CPSP-Patienten nachweisbar, bei Nicht-CPSP-Patienten trat sie nicht auf [11, 12]. Auch dies wird als Effekt der zentralen Sensibilisierung diskutiert.

> Bei CPSP-Patienten finden sich häufiger klinische Zeichen der zentralen Sensibilisierung

Risikofaktoren

Risikofaktoren für die Entstehung von CPSP werden in prä-, intra- und postoperative Faktoren eingeteilt. Diese sind:

- demografisch,
- klinisch,
- psychosozial und
- chirurgisch-technisch.

Die meisten Faktoren, die einen negativen Einfluss auf akute postoperative Schmerzen haben, stehen auch mit einer erhöhten Inzidenz und/oder Intensität von CPSP im Zusammenhang. Diese Einflussvariablen sind in ◘ **Tab. 2** aufgelistet und werden im Folgenden näher dargestellt.

Präoperative Risikofaktoren

Präoperativer Schmerz

Präoperative chronische Schmerzen innerhalb und außerhalb des Operationsgebiets sind ein Risikofaktor für CPSP [13, 14, 15]. Nicht nur die Schmerzintensität, sondern auch eine präoperativ höhere Schmerzchronifizierung nach dem Mainzer Schmerzchronifizierungsmodell korreliert signifikant mit einem häufigeren CPSP-Auftreten [13]. Typisch für eine erhöhte Schmerzchronifizierung ist die Anzahl verschiedener präoperativer Schmerzlokalisationen, die ebenfalls mit CPSP assoziiert ist [13, 16]. Bei vielen chronischen Schmerzerkrankungen, wie Rückenschmerzen, Fibromyalgie und chronischen Kopfschmerzen, ist eine zentrale Sensibilisierung nachweisbar [14]. Bei Patienten, die sich einer lumbalen Hernienresektion unterzogen, zeigten Patienten mit chronischen Rückenschmerzen präoperativ eine Hyperalgesie, die auch eine Woche nach der Operation noch nachweisbar war, wohingegen Nichtschmerzpatienten keine Hyperalgesie aufwiesen [17].

Psychosoziale Faktoren

Präoperative Angst und schmerzbezogenes Katastrophisieren zählen zu den relevantesten psychologischen Einflussfaktoren des Auftretens starker akuter postoperativer Schmerzen [18]. Ebenso sind präoperative Angst und schmerzbezogenes Katastrophisieren Risikofaktoren für die Entwicklung von CPSP. In einer aktuellen Metaanalyse wurde in 16 von 29 Studien ein Zusammenhang aufgezeigt [19]. Verschiedene Subanalysen ergaben eine gepoolte Odds-Ratio (OR) zwischen 1,55 [95%-Konfidenzintervall (95%-KI): 1,10–2,20] und 2,10 (95%-KI: 1,49–2,95). Katastrophisieren zeigte einen stärkeren Einfluss auf das Auftreten von CPSP als Angst.

Depressivität wurde nur in 5 von 16 CPSP-Studien als signifikanter Prädiktor ermittelt [19]. Weitere mit der CPSP-Entwicklung assoziierte Faktoren sind:
- geringe soziale und familiäre Unterstützung [20],
- Überbelastung und Überanstrengung in den 6 Monaten vor dem Eingriff [21],
- psychosomatische Dysfunktion [13] sowie
- eingeschränkte Schmerzbewältigung [22].

Alter

In der akuten postoperativen Phase präsentiert sich ein jüngeres Alter als wesentlicher Risikofaktor für starke Schmerzen [18]. Ein jüngeres Alter ist auch ein Risikofaktor, der in einem großen Teil der CPSP-Studien beschrieben wird [14]. Über die Ursachen dieses Effekts wird bisher nur spekuliert. Akuter und chronischer postoperativer Schmerz sind damit besondere Schmerzzustände, da bei vielen anderen chronischen Schmerzerkrankungen die Inzidenz und die Intensität des Schmerzes mit dem Alter zunehmen [23].

Geschlecht

In vielen Studien berichten Frauen häufiger über CPSP als Männer [14]. Eine Vielzahl an Hypothesen über die Ursachen dieses **Geschlechterunterschieds** wurde formuliert. Von genetischen, psychologischen, soziokulturellen, pharmakodynamischen und pharmakokinetischen Geschlechtsunterschieden wurde berichtet. Die Konsequenzen einer eventuell höheren CPSP-Inzidenz bei Frauen in Bezug auf Prophylaxe oder Therapie sind bisher unklar.

Präoperative Hyperalgesie

Um die Entstehung von CPSP prognostizieren zu können, wurde die präoperative Empfindlichkeit auf experimentelle Schmerzreize untersucht. Patienten entwickelten häufiger CPSP, wenn sie höhere Schmerzintensitäten auf elektrische Schmerzreize vor einer totalen Knieendoprothese [24] oder auf Hitzereize vor einer Inguinalhernienoperation angaben [11].

Unzureichende deszendierende Inhibition

Neben dem pronozizeptiven Einfluss der peripheren Sensibilisierung auf die zentrale Sensibilisierung konnte auch eine reduzierte deszendierende Hemmung („conditioned pain modulation") auf Hinterhornneurone als Risikofaktor nachgewiesen werden. Patienten mit eingeschränkter, konditionierter Schmerzmodulation berichteten 6 Monate nach Thorakotomie häufiger über CPSP [10].

Genetische Disposition

Inzwischen ist eine Vielzahl genetischer Varianten beschrieben, die mit dem Phänomen Schmerz in Zusammenhang gebracht werden. Genetische Untersuchungen über CPSP liegen noch nicht vor, jedoch steht dieses Thema im Blickpunkt der aktuellen Forschung [25].

Intraoperative Risikofaktoren

Chirurgische Techniken

Ein wesentlicher Risikofaktor für die Entwicklung des CPSP ist die intraoperative Nervenläsion. Daher sind alle Faktoren, die mit einer nervalen Läsion im Zusammenhang stehen, auch Risikofaktoren für CPSP. Die verschiedenen chirurgischen Techniken spielen eine große Rolle und sind abhängig vom jeweiligen Eingriff. Im Folgenden werden Inguinalhernienoperation und Thorakotomien beispielhaft dargestellt, da sie am umfangreichsten hinsichtlich des chirurgischen Vorgehens untersucht wurden.

> **Alle mit einer nervalen Läsion zusammenhängenden Faktoren sind Risikofaktoren für CPSP**

In einer Metaanalyse von Inguinalhernienoperationen führte die laparoskopische Technik signifikant seltener zu chronischen Leistenschmerzen als der offene Zugang [26]. In der Subgruppenanalyse der laparoskopischen Operationen fanden sich bei der transabdominalen präperitonealen Netzimplantation (TAPP) signifikant seltener CPSP als bei der totalen extraperitonealen Hernienplastik (TEP). Abgewogen werden muss dieser Vorteil jedoch gegen eine höhere **Hernienrezidivrate** nach TEP und eine höhere **Komplikationsrate** nach TAPP im Vergleich zur offenen Operation [26]. Da beim Fixieren des Netzes über der Bruchwand Nerven durch chirurgische Klammern eingeklemmt werden können, wurde als alternative Technik das Befestigen mit Gewebekleber im Rahmen der TEP untersucht. In einer Metaanalyse sank nach dieser Maßnahme das Auftreten von CPSP signifikant, ohne dass eine höhere Rezidivrate zu verzeichnen war [27]. Im Widerspruch zu den vielen Studien, die eine Schonung der Nerven propagieren, empfiehlt eine Metaanalyse von 4 randomisierten, kontrollierten Studien (RCT) die prophylaktische Dissektion des N. ilioinguinalis zur Prophylaxe des CPSP [28]. Von den 4 RCT stellten 2 einen Vorteil und 2 keinen Unterschied nach einer Nervendurchtrennung fest. Die Studien waren zudem sehr heterogen und untersuchten nicht neuropathische Schmerzen.

> **Die meisten Studien propagieren eine Schonung der Nerven**

Obwohl die Thorakotomie zu den Operationen mit der höchsten CPSP-Inzidenz gehört, liegen für den Vergleich der Operationstechniken für offene Thorakotomien nur retrospektive Daten vor [29]. So deutet eine Studie darauf hin, dass die posterolaterale Inzision seltener zu CPSP führt, wenn der M. latissimus dorsi geschont wird. In 2 Studien war die anteriore Thorakotomie mit einer geringeren CPSP-Inzidenz assoziiert. Die videoassistierte Thorakotomie zeigte in 2 RCT keinen Vorteil bezüglich der CPSP-Inzidenz im Vergleich zur posterolateralen Thorakotomie. Die Schonung im Vergleich zur Dissektion des Interkostalnervs weist eine signifikant geringere Inzidenz von CPSP auf [30]. Auch wenn ein Interkostalmuskellappen frei präpariert wird und dabei der Nerv nicht durchtrennt wird, führt diese Technik zu weniger CPSP [31]. Ebenso kann eine intrakostale Naht – durch ein Bohrloch in der Rippe – den Druck des Fadens auf den interkostalen Nerv verhindern und das Auftreten von CPSP signifikant reduzieren [32].

Postoperative Risikofaktoren

Akuter postoperativer Schmerz

Akuter postoperativer Schmerz ist der konsistenteste Risikofaktor, der in fast allen CPSP-Studien signifikant mit CPSP assoziiert ist [14].

> **Akuter postoperativer Schmerz ist der konsistenteste Risikofaktor für CPSP**

Da der Akutschmerz eine große Relevanz für die CPSP-Entwicklung hat, ist es aktueller Gegenstand der Forschung, den Verlauf der Schmerzintensitäten während der ersten postoperativen Tage zu kategorisieren. In einer Untersuchung der Schmerzintensität während der ersten 4 Tage nach Sternotomie sank die Akutschmerzintensität nur bei 29% der Patienten. Bei den anderen Patienten blieben die Schmerzintensitäten konstant hoch oder stiegen sogar an [33]. Inwieweit die verschiedenen Schmerzverläufe einen Einfluss auf CPSP haben, müssen zukünftige Studien zeigen.

Sekundäre Hyperalgesie

Die Haut um die operative Wunde ist nach einer Operation hyperalgetisch. Das betreffende hyperalgetische Areal vergrößert sich zumindest im Laufe der ersten 3 Tage. Einige Studien konnten einen

> **Einige Studien konnten einen Zusammenhang zwischen akuter postoperativer Hyperalgesie und CPSP zeigen**

Zusammenhang zwischen akuter postoperativer Hyperalgesie und CPSP zeigen, so z. B. nach Mastektomie, Hüftendoprothesenimplantation sowie nach maxillofazialen und Inguinalhernienoperationen [34, 35, 36]. Die frühe postoperative Hyperalgesie wird zudem durch präoperative chronische Schmerzen verstärkt [17]. Sekundäre Hyperalgesie wird durch zentrale Sensibilisierung vermittelt.

Akuter postoperativer neuropathischer Schmerz

Neuropathische Schmerzen wurden in den meisten Studien erst nach 3 oder 6 Monaten analysiert, jedoch nicht in der frühen postoperativen Phase. Ein **Screening** auf neuropathischen Schmerz in den ersten Tagen nach der Operation kann jedoch bei der Identifizierung von Patienten mit hohem CPSP-Risiko von Nutzen sein.

Von einem Akutschmerzdienst untersuchte Patienten wiesen in 3% der Fälle neuropathische Schmerzen auf. Von diesen Patienten klagten nach 6 Monaten 78% und nach 12 Monaten 56% über persistierende Schmerzen [37]. Neuropathische Schmerzen in den ersten Tagen nach offener Nephrektomie [38] und Beckenkammspongiosaentnahme führten ebenfalls signifikant häufiger zu CPSP [39].

Psychologische Faktoren

Eine als gering empfundene Kontrolle des Akutschmerzes war signifikant mit der Entstehung von CPSP assoziiert [40].

Erste publizierte **Risikoscores** sollen das Risiko für CPSP einschätzen. Dafür wurden eine gemischte chirurgische Studienpopulation [21] und Patienten mit Inguinalhernienoperationen untersucht [11]. Keiner dieser Scores wurde jedoch bisher validiert.

Wünschenswert wäre ein präoperatives Screening, um Hochrisikopatienten primärprophylaktisch behandeln zu können. Präoperative chronische Schmerzen, ein jüngeres Alter, ein offener Operationszugang und Operationen mit hohem CPSP-Risiko können den Kliniker im Alltag dazu bewegen, den Einsatz präventiver Verfahren (s. unten) abzuwägen.

Falls keine primärprophylaktischen Maßnahmen eingesetzt wurden, sind starker Akutschmerz und v. a. akute neuropathische Schmerzen deutliche Warnsignale, die Anlass geben, postoperativ noch im Krankenhaus sekundärprophylaktische Behandlungen zu beginnen.

Prävention

Die Behandlung des CPSP gestaltet sich häufig schwierig. Daher wird vordringlich versucht, durch präventive Maßnahmen die Entstehung von CPSP zu verhindern bzw. deren Intensität abzuschwächen. Das vorrangige Ziel ist die Blockierung bzw. Reduktion der peripheren und zentralen Sensibilisierung. Dies kann durch:

- Hemmung der peripheren Nozizeption,
- Blockierung der pronozizeptiven exzitatorischen Einflüsse am Hinterhorn oder
- Stärkung des deszendierenden inhibitorischen Systems

erzielt werden.

Das Verfahren der präemptiven Analgesie ist mittlerweile obsolet. Dabei handelte es sich lediglich um unterschiedliche Applikationszeitpunkte einer schmerzlindernden Therapie. Die präemptive Studienpopulation erhielt die analgetische Intervention vor der Inzision, die andere Gruppe nach der Inzision [41]. Die **präventive Analgesie** hingegen hat zum Ziel, perioperativ die Sensibilisierung zu minimieren, die durch prä-, intra- und postoperative Stimuli induziert wird. Ein präventiver Effekt wird definiert als Schmerzreduktion, die 5,5-mal länger als die Halbwertszeit des Analgetikums anhält. Der Zeitpunkt der Medikamentenapplikation spielt dabei keine Rolle; die Gabe kann also auch postoperativ erfolgen [41].

Im Folgenden werden Analgesieverfahren und Analgetika beschrieben, deren präventiver Einfluss auf CPSP bislang untersucht wurde.

Regionalanästhesie

Eine aktuelle Cochrane-Analyse hat den präventiven Effekt von Lokalanästhetika (LA) bzw. Regionalanästhesieverfahren auf die Entwicklung von CPSP nach 6 bzw. 12 Monaten untersucht [42]. Von

Ein präoperatives Screening zum Zwecke der primärprophylaktischen Behandlung von Hochrisikopatienten wäre wünschenswert

Das Verfahren der präemptiven Analgesie ist mittlerweile obsolet

23 selektierten Studien konnten nur 3 Arbeiten zur Thorakotomie mit Anwendung der Epiduralanalgesie und 2 Arbeiten zur Mammachirurgie mit paravertebralem Block für eine Analyse gepoolt werden. In den restlichen Studien wurden unterschiedliche Analgesieverfahren bei verschiedensten Operationen betrachtet.

Die Epiduralanalgesie bei Thorakotomien reduziert die CPSP-Inzidenz signifikant (OR: 0,34; 95%-KI: 0,19–0,60), eine **Paravertebralblockade** vor tumorbedingter Mammachirurgie ebenfalls (OR: 0,37; 95%-KI: 0,14–0,94; [43, 44]).

Nach offenen Kolonresektionen konnten CPSP signifikant durch eine Epiduralanalgesie reduziert werden [45], bei großen offenen gynäkologischen Operationen war dies hingegen nicht der Fall (OR: 0,81; 95%-KI: 0,35–1,88; [46]).

Die Indikation zur Epiduralanalgesie ist schon für die perioperative Situation bei thorakalen und großen abdominalen Eingriffen gegeben. Ebenso empfiehlt sich der Einsatz der Paravertebralblockade bei großen mammachirurgischen Resektionen. Inwieweit eine Epiduralanalgesie für die Prävention von CPSP bei „mittelgroßen" Eingriffen sinnvoll ist, im Rahmen derer bisher meist keine Epiduralanalgesie eingesetzt wird (z. B. laparoskopische Eingriffe), ist nicht bekannt. Bislang liegen auch keine Studien vor, die den Effekt **peripherer Nervenblockaden** i. Allg. und einer Bolusgabe gegenüber Katheterverfahren im Speziellen auf CPSP untersucht haben.

> **Die Epiduralanalgesie bei Thorakotomien reduziert die CPSP-Inzidenz signifikant**

> **Die Epiduralanalgesie ist in der perioperativen Situation bei thorakalen und großen abdominalen Eingriffen indiziert**

Wundinfiltration

Die Wundinfiltration mit LA nach verschiedenen operativen Eingriffen konnte teilweise eine CPSP-Reduktion nach 6 bzw. 12 Monaten bewirken, so z. B. bei Inguinalhernienoperationen (OR: 0,01; 95%-KI: 0,00–0,09; [47]) und Vasektomien (OR: 0,02; 95%-KI: 0,00–0,33; [48]). In anderen Studien zeigte sich ein positiver Trend durch die Wundinfiltration, z. B. bei Beckenkammspongiosaentnahme (OR: 0,22; 95%-KI: 0,03–1,42; [49]) oder nach Sectio caesarea [50].

Auch wenn bei einigen Operationen die CPSP-Inzidenz nicht gesenkt werden konnte, empfiehlt sich der Einsatz der Wundinfiltration, da es ein sicheres und kostengünstiges Verfahren ist, das zusätzlich einen positiven Effekt auf den Akutschmerz hat.

> **Der Einsatz der Wundinfiltration wird empfohlen**

Topische Lokalanästhetika

EMLA® ist eine Salbe, die Lidocain und Prilocain beinhaltet und wenige Millimeter tief die Haut anästhesieren kann. Bei Patientinnen mit Mammakarzinom wurde die Salbe perioperativ bis zum dritten postoperativen Tag täglich am sternalen Rand, im Wundgebiet und axillär aufgetragen. Nach 3 Monaten waren die Intensität und Inzidenz der Schmerzen im Bereich der Brustwand und der Axilla signifikant geringer [51].

Gabapentin und Pregabalin

Neben Regionalanästhesieverfahren sind die Koanalgetika Gabapentin und Pregabalin am häufigsten zur CPSP-Prävention untersucht worden. Neben dem breiten Einsatz bei neuropathischen Schmerzen wurden sie auch in der postoperativen Akutschmerztherapie eingesetzt. Eine Metaanalyse der Pregabalinstudien ergab keine Reduktion der Akutschmerzintensität während der ersten 24 h, jedoch eine signifikante dosisabhängige Reduktion des **Opiatgebrauchs** [52]. Dabei traten signifikant häufiger **Sehstörungen** auf. Eine Cochrane-Analyse zeigte, dass Gabapentin 250 mg in der Akutschmerztherapie bei 15% der Patienten zu einer 50%igen Schmerzreduktion innerhalb der ersten 6 h führt („number needed to treat" =11) und damit anderen Analgetika unterlegen ist [53].

In eine aktuelle Metaanalyse wurden 11 RCT eingeschlossen – 8 mit Gabapentin und 3 mit Pregabalin. CPSP wurden als Schmerzen definiert, die >2 Monate nach der Operation bestanden [54]. Mit Mammaoperationen beschäftigten sich 3 Studien, in den anderen Arbeiten wurden 8 unterschiedliche Operationsarten untersucht. Es wurden verschiedene Therapieschemata angewendet, die bezüglich der Dosierung und Therapiedauer (1-malige Gabe bis zu 10-tägiger Verabreichung) variierten. Beide Medikamente führten zu einer signifikanten Reduktion der CPSP-Inzidenz mit einer gepoolten OR von 0,52 (95%-KI: 0,27–0,98) für Gabapentin und 0,09 (95%-KI: 0,02–0,52) für Pregabalin. In 4 von 6 Studien, konnte auch eine Verbesserung des funktionellen Outcomes beobachtet werden [54].

Die 1-malige Gabe von 1200 mg Gabapentin 1–2 h präoperativ zeigte in 3 Studien eine signifikante Reduktion des CPSP; die 1-malige Gabe von 600 mg Gabapentin 1–2 h präoperativ in 2 weiteren Studien jedoch nicht. Von 3 weiteren Studien, in denen Gabapentin auch in der postoperativen Phase verabreicht wurde, führte nur eine zu einer Reduktion des CPSP.

Trotz dieser vorläufig positiven Ergebnisse müssen die Resultate vorsichtig interpretiert werden, da fast alle Studien eine unzureichende Anzahl an Patienten eingeschlossen hatten. Die Autoren der Metaanalyse haben einen möglichen Publikationsbias analysiert, der den Benefit der beiden Substanzen überschätzen könnte. Da die optimale Dosierung und die Anwendungsdauer für verschiedene Operationsarten weiterhin unklar sind, können Gabapentin und Pregabalin noch nicht generell für die Prävention des CPSP empfohlen werden. Falls Gabapentin doch eingesetzt wird, sollten 1200 mg statt 600 mg präoperativ verabreicht werden.

Ketamin

Die Studien mit Ketamin sind sehr heterogen, da verschiedene Zeitpunkte, Zeitspannen und Dosierungen sowie unterschiedliche multimodale Therapieschemata angewendet wurden. Für die Thorakotomie sind gegensätzliche Resultate der i.v.-Gabe von Ketamin beschrieben. In einer Studie konnten persistierende neuropathische Schmerzen durch einen Bolus von 1 mg/kg bei Einleitung und 24-stündiger Infusion (0,04 mg/kg/h) nicht reduziert werden [55]. Dahingegen führte eine Ketamindosierung von 0,05 mg/kg/h über 48 h perioperativ appliziert zu signifikant weniger CPSP und einer Reduktion des Analgetikaverbrauchs 3 Monate nach der Operation [56]. Ebenso erzielte Ketamin 0,25 mg/kg/h nach Rektumresektion eine geringere CPSP-Inzidenz [57] und auch 0,5 mg als Bolus mit 0,012 mg/h über 24 h reduzierten die Häufigkeit des CPSP nach Hüftendoprothesenimplantation [58]. Ein Bolus mit 24-h-Infusion von 0,018 mg/h hatte 3 Monate nach Knieendoprothese jedoch keinen Benefit [59]. Ketamin als Zusatz zu einer Epiduralanalgesie hatte keinen Einfluss auf CPSP [57, 60].

Auch wenn der Nutzen der subanästhetischen i.v.-Applikation von Ketamin für die CPSP-Prävention noch nicht eindeutig ist, sollte der Einsatz bei CPSP-Hochrisikopatienten erwogen werden, da u. a. auch in der Akutschmerzphase eine signifikante Reduktion der Schmerzintensität, des Opiatbedarfs und postoperativer Nausea und Vomitus in einer Cochrane-Analyse dargestellt wurde [61]. Zu diesen Hochrisikopatienten zählen v. a. diejenigen mit präoperativem Opiatgebrauch, da in diesen Fällen die Vorteile von Ketamin auf akute und chronische postoperative Schmerzen besonders zum Tragen kommen [62].

Lidocain i.v.

Die kontinuierliche perioperative i.v.-Infusion von Lidocain kann bei abdominalen und thoraxchirurgischen Operationen zur Reduktion der akuten Schmerzen und des Opiatbedarfs beitragen, wie eine Metaanalyse von 29 RCT zeigt [63]. Erstmals wurde auch ein langfristiger Effekt auf postoperative Schmerzen 3 Monate nach Resektion eines Mammakarzinoms nachgewiesen [64]. Die sekundäre Hyperalgesie war ebenfalls signifikant vermindert. Dafür wurden 1,5 mg Lidocain 1% vor der Inzision als Bolus verabreicht und bis 60 min nach Operationsende eine Infusion von 1,5 mg/kg/h infundiert.

Mit Lidocain i.v. wird ein zusätzlicher opioidsparender Effekt mit Reduktion von Nausea und Vomitus und eine verbesserte postoperative Darmfunktion erzielt. Dennoch kann es für die CPSP-Prophylaxe noch nicht empfohlen werden, da die Nebenwirkungen und das optimale Dosierungsschema nicht gut untersucht sind.

Lachgas

Lachgas (N_2O) interagiert mit GABAergen und Opioidrezeptoren, zudem ist es ein kompetitiver Antagonist des N-Methyl-D-Aspartat(NMDA)-Rezeptors. Bisher wurde nur eine Studie durchgeführt, die den Effekt von N_2O auf CPSP untersuchte. Nach großen nichtkardialen Eingriffen reduzierte N_2O die Inzidenz von CPSP signifikant [65].

Gabapentin und Pregabalin können noch nicht generell für die Prävention des CPSP empfohlen werden

Ketamin als Zusatz zu einer Epiduralanalgesie hatte in Studien keinen Einfluss auf CPSP

Bei CPSP-Hochrisikopatienten sollte der Einsatz von Ketamin erwogen werden

Die Nebenwirkungen und das optimale Dosierungsschema von Lidocain wurden noch nicht gut untersucht

Nach großen nichtkardialen Eingriffen reduzierte N_2O die Inzidenz von CPSP signifikant

Remifentanil

In experimentellen und klinischen Studien wurde nach Remifentanilgabe eine dosisabhängige opioid-induzierte Hyperalgesie in der akuten postoperativen Phase beschrieben [66]. Eine aktuelle Studie ergab nun nach Remifentanilgabe erstmals auch einen langfristigen negativen Effekt 1 Jahr nach Sternotomien [67]. Das Persistieren der Schmerzen war signifikant mit höheren kumulativen sowie körpergewichtsadaptierten Dosen von Remifentanil assoziiert.

α_2-Agonisten

Bisher wurde der analgetische Effekt von α_2-Agonisten ausführlich bei akuten postoperativen Schmerzen untersucht, jedoch liegt keine Studie vor, die den Effekt auf CPSP untersucht hat [68].

> Der Effekt von α_2-Agonisten auf CPSP wurde bislang in keiner Studie untersucht

Kombinationstherapie

Es sind noch weitere RCT nötig, um optimale Dosierungen, Dosierungsschemata und Operationsindikationen für die einzelnen Analgetika und Regionalanästhesieverfahren zu definieren. In zukünftigen Studien müssen verschiedene Kombinationstherapien untersucht werden, um eine optimale CPSP-Prävention zu erzielen. Ein erstes Beispiel ist die polypragmatische Schmerztherapie mit Gabapentin, EMLA®-Creme und LA-Wundinfiltration, die die Inzidenz von CPSP nach 3 Monaten im Vergleich zu Placebo signifikant reduzierte [69].

Fazit für die Praxis

- CPSP ist eine Komplikation, die mit stark variierenden Inzidenzen nach jedem chirurgischen Eingriff auftreten kann.
- Risikofaktoren sind u. a.:
  - jüngeres Alter,
  - präoperativer chronischer Schmerz,
  - präoperative Angst,
  - schmerzbezogenes Katastrophisieren,
  - offene Operationstechniken (im Vergleich zu laparoskopischen Verfahren),
  - intraoperative Nervenschäden,
  - perioperative Hyperalgesie und
  - starker akuter postoperativer Schmerz.
- Obwohl diverse Interventionen die Entwicklung von CPSP reduzieren konnten, sind klare Empfehlungen für die Prävention schwierig, da bei verschiedenen Operationen unterschiedliche Dosierungen, Dosierungsschemata und Medikamentenkombinationen eingesetzt wurden.
- Eine epidurale Analgesie vor Thorakotomien und Paravertebralblockaden vor großen Mammaresektionen können empfohlen werden.
- Wundinfiltrationen mit LA können in einer multimodalen Behandlung eingesetzt werden.
- Die perioperative Ketamininfusion sowie die Gabe von Gabapentin und Pregabalin zeigten ebenfalls bei einigen Operationen eine präventive, analgetische Wirkung. Die optimalen Dosierungen zur Prävention müssen allerdings noch genau analysiert werden.
- Eine Aufgabe für die Zukunft ist die Untersuchung von Kombinationen für multimodale Therapiekonzepte. Weiterhin sind operationsspezifische Analysen notwendig, da die präventiven Maßnahmen nicht bei allen Eingriffen den gleichen Effekt zeigen.

Korrespondenzadresse

PD Dr. H.J. Gerbershagen
Klinik für Anästhesiologie und operative Intensivmedizin
Heidelberglaan 100, 3584 CX Utrecht
h.j.gerbershagen@umcutrecht.nl

Interessenkonflikt. Der korrespondierende Autor gibt an, dass kein Interessenkonflikt besteht.

Literatur

1. Macrae WA (2001) Chronic pain after surgery. Br J Anaesth 87:88–98
2. Johansen A, Romundstad L, Nielsen CS et al (2012) Persistent postsurgical pain in a general population: prevalence and predictors in the Tromsø study. Pain 153:1390–1396
3. Hoimyr H, Sperling ML von, Rokkones KA et al (2012) Persistent pain after surgery for cutaneous melanoma. Clin J Pain 28:149–156
4. Fortier MA, Chou J, Maurer EL, Kain ZN (2011) Acute to chronic postoperative pain in children: preliminary findings. J Pediatr Surg 46:1700–1705
5. Gerbershagen HJ, Aduckathil S, Wijk AJM van et al (2013) Pain intensity on the first day after surgery: a prospective cohort study comparing 179 surgical procedures. Anesthesiology (im Druck)
6. Haanpaa M, Attal N, Backonja M et al (2011) NeuPSIG guidelines on neuropathic pain assessment. Pain 152:14–27
7. Staff NP, Engelstad J, Klein CJ et al (2010) Post-surgical inflammatory neuropathy. Brain 133:2866–2880
8. Woolf CJ (2011) Central sensitization: implications for the diagnosis and treatment of pain. Pain 152:2–15
9. Schuh-Hofer S, Treede RD (2012) Definition und Pathophysiologie neuropathischer Schmerzen. Nervenheilkunde 31:115–122
10. Yarnitsky D, Crispel Y, Eisenberg E et al (2008) Prediction of chronic post-operative pain: pre-operative DNIC testing identifies patients at risk. Pain 138:22–28
11. Aasvang EK, Gmaehle E, Hansen JB et al (2010) Predictive risk factors for persistent postherniotomy pain. Anesthesiology 112:957–969
12. Aasvang EK, Brandsborg B, Jensen TS, Kehlet H (2010) Heterogeneous sensory processing in persistent postherniotomy pain. Pain 150:237–242
13. Gerbershagen HJ, Ozgur E, Dagtekin O et al (2009) Preoperative pain as a risk factor for chronic post-surgical pain – six month follow-up after radical prostatectomy. Eur J Pain 3:1054–1061
14. Katz J, Seltzer Z (2009) Transition from acute to chronic postsurgical pain: risk factors and protective factors. Expert Rev Neurother 9:723–744
15. Liu SS, Buvanendran A, Rathmell JP et al (2012) A cross-sectional survey on prevalence and risk factors for persistent postsurgical pain 1 year after total hip and knee replacement. Reg Anesth Pain Med 37:415–422

16. Wylde V, Hewlett S, Learmonth ID, Dieppe P (2011) Persistent pain after joint replacement: prevalence, sensory qualities, and postoperative determinants. Pain 152:566–572
17. Wilder-Smith OH (2011) Chronic pain and surgery: a review of new insights from sensory testing. J Pain Palliat Care Pharmacoth 25:146–159
18. Ip HY, Abrishami A, Peng PW et al (2009) Predictors of postoperative pain and analgesic consumption: a qualitative systematic review. Anesthesiology 111:657–677
19. Theunissen M, Peters ML, Bruce J et al (2012) Preoperative anxiety and catastrophizing: a systematic review and meta-analysis of the association with chronic postsurgical pain. Clin J Pain 28:819–841
20. Jensen MP, Chen C, Brugger AM (2002) Postsurgical pain outcome assessment. Pain 99:101–109
21. Althaus A, Hinrichs-Rocker A, Chapman R et al (2012) Development of a risk index for the prediction of chronic post-surgical pain. Eur J Pain 16:901–910
22. Brandsborg B, Dueholm M, Nikolajsen L et al (2009) A prospective study of risk factors for pain persisting 4 months after hysterectomy. Clin J Pain 25:263–268
23. Gagliese L (2009) Pain and aging: the emergence of a new subfield of pain research. J Pain 10:343–353
24. Lundblad H, Kreicbergs A, Jansson KA (2008) Prediction of persistent pain after total knee replacement for osteoarthritis. J Bone Joint Surg Br 90:166–171
25. Mogil JS (2012) Pain genetics: past, present and future. Trends Genet 28:258–266
26. O'Reilly EA, Burke JP, O'Connell PR (2012) A meta-analysis of surgical morbidity and recurrence after laparoscopic and open repair of primary unilateral inguinal hernia. Ann Surg 255:846–853
27. Kaul A, Hutfless S, Le H et al (2012) Staple versus fibrin glue fixation in laparoscopic total extraperitoneal repair of inguinal hernia: a systematic review and meta-analysis. Surg Endosc 26:1269–1278
28. Johner A, Faulds J, Wiseman SM (2011) Planned ilioinguinal nerve excision for prevention of chronic pain after inguinal hernia repair: a meta-analysis. Surgery 150:534–541
29. Khelemsky Y, Noto CJ (2012) Preventing post-thoracotomy pain syndrome. Mt Sinai J Med 79:133–139
30. Koop O, Gries A, Eckert S et al (2012) The role of intercostal nerve preservation in pain control after thoracotomy. Eur J Cardiothorac Surg (im Druck)

31. Cerfolio RJ, Bryant AS, Maniscalco LM (2008) A nondivided intercostal muscle flap further reduces pain of thoracotomy: a prospective randomized trial. Ann Thorac Surg 85:1901–1906
32. Cerfolio RJ, Price TN, Bryant AS et al (2003) Intracostal sutures decrease the pain of thoracotomy. Ann Thorac Surg 76:407–411
33. Chapman CR, Zaslansky R, Donaldson GW, Shinfeld A (2012) Postoperative pain trajectories in cardiac surgery patients. Pain Res Treat 2012:608359
34. Baad-Hansen L, Poulsen HF, Jensen HM, Svensson P (2005) Lack of sex differences in modulation of experimental intraoral pain by diffuse noxious inhibitory controls (DNIC). Pain 116:359–365
35. Gottrup H, Andersen J, Arendt-Nielsen L, Jensen TS (2000) Psychophysical examination in patients with post-mastectomy pain. Pain 87:275–284
36. Nikolajsen L, Kristensen AD, Thillemann TM et al (2009) Pain and somatosensory findings in patients 3 years after total hip arthroplasty. Eur J Pain 13:576–581
37. Hayes C, Browne S, Lantry G, Burstal R (2002) Neuropathic pain in the acute pain service: a prospective study. Acute Pain 4:45–48
38. Gerbershagen HJ, Dagtekin O, Rothe T et al (2009) Risk factors for acute and chronic postoperative pain in patients with benign and malignant renal disease after nephrectomy. Eur J Pain 13:853–860
39. Martinez V, Ben AS, Judet T et al (2012) Risk factors predictive of chronic postsurgical neuropathic pain: the value of the iliac crest bone harvest model. Pain 153:1478–1483
40. Powell R, Johnston M, Smith WC et al (2012) Psychological risk factors for chronic post-surgical pain after inguinal hernia repair surgery: a prospective cohort study. Eur J Pain 16:600–610
41. Katz J, Clarke H, Seltzer Z (2011) Review article: preventive analgesia: quo vadimus? Anesth Analg 113:1242–1253
42. Andreae MH, Andreae DA (2012) Local anaesthetics and regional anaesthesia for preventing chronic pain after surgery. Cochrane Database Syst Rev 10:CD007105
43. Ibarra MM, Carralero GC, Vicente GU et al (2011) Chronic postoperative pain after general anesthesia with or without a single-dose preincisional paravertebral nerve block in radical breast cancer surgery. Rev Esp Anestesiol Reanim 58:290–294

44. Kairaluoma PM, Bachmann MS, Korpinen AK et al (2004) Single-injection paravertebral block before general anesthesia enhances analgesia after breast cancer surgery with and without associated lymph node biopsy. Anesth Analg 99:1837–1843

45. Lavand'homme P, De KM, Waterloos H (2005) Intraoperative epidural analgesia combined with ketamine provides effective preventive analgesia in patients undergoing major digestive surgery. Anesthesiology 103:813–820

46. Katz J, Cohen L (2004) Preventive analgesia is associated with reduced pain disability 3 weeks but not 6 months after major gynecologic surgery by laparotomy. Anesthesiology 101:169–174

47. Mounir K, Bensghir M, Elmoqaddem A et al (2010) Efficiency of bupivacaine wound subfasciale infiltration in reduction of postoperative pain after inguinal hernia surgery. Ann Fr Anesth Reanim 29:274–248

48. Paxton LD, Huss BK, Loughlin V, Mirakhur RK (1995) Intra-vas deferens bupivacaine for prevention of acute pain and chronic discomfort after vasectomy. Br J Anaesth 74:612–613

49. Singh K, Samartzis D, Strom J et al (2005) A prospective, randomized, double-blind study evaluating the efficacy of postoperative continuous local anesthetic infusion at the iliac crest bone graft site after spinal arthrodesis. Spine 30:2477–2483

50. Lavand'homme PM, Roelants F, Waterloos H, De Kock MF (2007) Postoperative analgesic effects of continuous wound infiltration with diclofenac after elective cesarean delivery. Anesthesiology 106:1220–1225

51. Fassoulaki A, Sarantopoulos C, Melemeni A, Hogan Q (2000) EMLA reduces acute and chronic pain after breast surgery for cancer. Reg Anesth Pain Med 25:350–355

52. Zhang J, Ho KY, Wang Y (2011) Efficacy of pregabalin in acute postoperative pain: a meta-analysis. Br J Anaesth 106:454–462

53. Straube S, Derry S, Moore RA et al (2010) Single dose oral gabapentin for established acute postoperative pain in adults. Cochrane Database Syst Rev:CD008183

54. Clarke H, Bonin RP, Orser BA et al (2012) The prevention of chronic postsurgical pain using gabapentin and pregabalin: a combined systematic review and meta-analysis. Anesth Analg 115:428–442

55. Duale C, Sibaud F, Guastella V et al (2009) Perioperative ketamine does not prevent chronic pain after thoracotomy. Eur J Pain 13:497–505

56. Suzuki M, Haraguti S, Sugimoto K et al (2006) Low-dose intravenous ketamine potentiates epidural analgesia after thoracotomy. Anesthesiology 105:111–119

57. De KM, Lavand'homme P, Waterloos H (2001) ,Balanced analgesia' in the perioperative period: is there a place for ketamine? Pain 92:373–380

58. Remerand F, Le TC, Baud A et al (2009) The early and delayed analgesic effects of ketamine after total hip arthroplasty: a prospective, randomized, controlled, double-blind study. Anesth Analg 109:1963–1971

59. Adam F, Chauvin M, Du MB et al (2005) Small-dose ketamine infusion improves postoperative analgesia and rehabilitation after total knee arthroplasty. Anesth Analg 100:475–480

60. Ryu HG, Lee CJ, Kim YT, Bahk JH (2011) Preemptive low-dose epidural ketamine for preventing chronic postthoracotomy pain: a prospective, double-blinded, randomized, clinical trial. Clin J Pain 27:304–308

61. Bell RF, Dahl JB, Moore RA, Kalso E (2006) Perioperative ketamine for acute postoperative pain. Cochrane Database Syst Rev:CD004603

62. Weinbroum AA (2012) Non-opioid IV adjuvants in the perioperative period: pharmacological and clinical aspects of ketamine and gabapentinoids. Pharmacol Res 65:411–429

63. Vigneault L, Turgeon AF, Cote D et al (2011) Perioperative intravenous lidocaine infusion for postoperative pain control: a meta-analysis of randomized controlled trials. Can J Anaesth 58:22–37

64. Grigoras A, Lee P, Sattar F, Shorten G (2012) Perioperative intravenous lidocaine decreases the incidence of persistent pain after breast surgery. Clin J Pain 28:567–572

65. Chan MT, Wan AC, Gin T et al (2011) Chronic postsurgical pain after nitrous oxide anesthesia. Pain 152:2514–2520

66. Lee M, Silverman SM, Hansen H et al (2011) A comprehensive review of opioid-induced hyperalgesia. Pain Physician 14:145–161

67. Gulik L van, Ahlers SJ, Garde EM van de et al (2012) Remifentanil during cardiac surgery is associated with chronic thoracic pain 1 yr after sternotomy. Br J Anaesth 109:616–622

68. Blaudszun G, Lysakowski C, Elia N, Tramer MR (2012) Effect of perioperative systemic alpha2 agonists on postoperative morphine consumption and pain intensity: systematic review and meta-analysis of randomized controlled trials. Anesthesiology 116:1312–1322

69. Fassoulaki A, Triga A, Melemeni A, Sarantopoulos C (2005) Multimodal analgesia with gabapentin and local anesthetics prevents acute and chronic pain after breast surgery for cancer. Anesth Analg 101:1427–1432

Schmerz 2013 · 27:205–213
DOI 10.1007/s00482-012-1290-x
Online publiziert: 15. April 2013
© Deutsche Schmerzgesellschaft e.V.
Published by Springer-Verlag Berlin Heidelberg -
all rights reserved 2013

Redaktion
H. Göbel, Kiel
R. Sabatowski, Dresden

M. Diers · H. Flor
Institut für Neuropsychologie und Klinische Psychologie, Zentralinstitut für Seelische Gesundheit,
Medizinische Fakultät Mannheim, Universität Heidelberg, Mannheim

Phantomschmerz

Psychologische Behandlungsstrategien

Zusammenfassung

Wie andere chronische Schmerzsyndrome ist auch der Phantomschmerz durch Lern- und Gedächtnisprozesse gekennzeichnet, die den Schmerz aufrechterhalten und maladaptive plastische Veränderungen des Gehirns verstärken. Deshalb sind auch hier psychologische Interventionen, die maladaptive Gedächtnisspuren verändern, sinnvoll. Neben dem Schmerzbewältigungstraining und Biofeedbackverfahren als traditionelle Ansätze finden neuere Entwicklungen wie sensorisches Diskriminationstraining, Spiegeltherapie, Vorstellungstraining, Prothesentraining oder Training in der virtuellen Realität Anwendung. Diese Verfahren verändern nicht nur den Phantomschmerz, sondern auch die damit einhergehenden plastischen Veränderungen des Gehirns.

Schlüsselwörter

Kortikale Reorganisation · Myoelektrische Prothese · Spiegeltraining · Verhaltenstherapie · Biofeedback

Lernziel

Nach Lektüre dieses Beitrags:
- verstehen Sie die zentralnervösen und psychologischen Grundlagen des Phantomschmerzes.
- kennen Sie die psychologischen Interventionsverfahren (kognitive Verhaltenstherapie, Biofeedback, Spiegeltraining, Nutzung einer myoelektrischen Prothese, sensorisches Diskriminationstraining, Spiegeltherapie und Vorstellungstraining.
- können Sie verschiedene psychologische Trainingsmöglichkeiten passend zu den Gegebenheiten des Patienten empfehlen.

Einleitung

Die Amputation einer Gliedmaße ist für die betroffenen Personen eine traumatische Erfahrung, die mit psychologischen und sozialen Veränderungen verbunden ist. In 60–85% aller Fälle tritt dabei Phantomschmerz auf, ein Schmerz im nicht mehr vorhandenen, amputierten Körperteil. In 70–90% aller Fälle geht er mit **nichtschmerzhaften Phantomphänomenen** einher [1, 2].

Nicht nur die oberen und unteren Gliedmaßen sind betroffen. Phantomschmerz wurde auch nach der Amputation einer Brust, der Extraktion von Zähnen oder nach Hysterektomie berichtet [3]. Phantomschmerzen müssen von Stumpfschmerzen unterschieden werden, bei denen der Schmerz nicht im fehlenden, sondern im noch vorhandenen Teil des amputierten Glieds auftritt. Im Vergleich zum Phantomschmerz wird der Stumpfschmerz ebenso wie die nichtschmerzhaften Stumpfempfindungen vermutlich stärker von peripheren Faktoren beeinflusst [4]. In der akuten postoperativen Phase kann noch postoperativer Schmerz um die Amputationsstelle hinzukommen. In der Schmerzdiagnostik empfiehlt es sich, mit Zeichnungen zu arbeiten, um die Art des Schmerzproblems eines einzelnen Patienten genau zu identifizieren.

Psychologische Faktoren

Wie andere chronische Schmerzen ist auch der Phantomschmerz als ein **biopsychosoziales Phänomen** zu betrachten, bei dem neben somatischen Variablen auch psychologische und soziale Prozesse eine große Rolle spielen. So ließ sich etwa zeigen, dass negatives Denken über den Schmerz, das sog. **Katastrophisieren**, einen deutlichen Zusammenhang mit dem Phantomschmerz, aber auch mit der dabei auftretenden zentralnervösen Sensibilisierung hat [5]. Psychologische Faktoren sagen darüber hinaus die Anpassung an eine Amputation vorher [6, 7]; auch hier hat sich das Katastrophendenken als wichtige Variable erwiesen. Von großer Bedeutung sind zudem die Art der sozialen Unterstützung durch andere und Depressionen. Somit ist es immer sinnvoll, bei Phantomschmerz nach Amputation auch psychosoziale Variablen zu untersuchen.

Phantomschmerz ist ein Schmerz im amputierten Körperteil

Stumpfschmerzen sind im noch vorhandenen Teil des amputierten Glieds lokalisiert

Bei Phantomschmerzen nach Amputation sollten immer auch psychosoziale Variablen untersucht werden

Phantom limb pain. Psychological treatment strategies

Abstract
Similar to other pain syndromes phantom limb pain is characterized by learning and memory processes that maintain the pain and increase maladaptive plastic changes of the brain: therefore, psychological interventions that change maladaptive memory processes are useful. In addition to traditional psychological interventions, such as pain management training and biofeedback, more recent developments that involve sensory discrimination training, mirror treatment, graded motor imagery, prosthesis training and training in virtual reality are interesting. These interventions not only reduce phantom limb pain but also reverse the associated maladaptive brain changes.

Keywords
Cortical reorganization · Myoelectric prosthesis · Mirror training · Behavioral therapy · Biofeedback

Kortikale Reorganisation und Gedächtnisprozesse

Wie bildgebende Studien zeigen konnten, korrelieren zentralnervöse Veränderungen, bei denen die Repräsentation der betroffenen Region von benachbarten Arealen im primären somatosensorischen und motorischen Kortex, aber auch von subkortikalen Regionen übernommen wird, stark mit dem Phantomschmerz. Weitere Veränderungen zeigen sich auch in Arealen, die mit der affektiven Schmerzverarbeitung assoziiert sind, z. B. im anterioren Gyrus cinguli [8, 9].

Diese zentralnervösen Veränderungen im sensomotorischen Kortex können u. a. mithilfe der Elektroenzephalographie (EEG), Magnetenzephalographie (MEG), funktionellen Magnetresonanztomographie (fMRT) oder transkraniellen Magnetstimulation (TMS) untersucht werden. Die Patienten werden bei diesen Untersuchungen beispielsweise am Daumen der vorhandenen Hand und an beiden Mundwinkeln stimuliert oder sie bewegen diese. Das für den Mundwinkel auf der Seite der Amputation zuständige Kortexareal wird dann durch Spiegeln am Hemisphärenspalt mit dem Ort des Daumens und des Mundwinkels der intakten Seite in Beziehung gesetzt. So wird die Verschiebung deutlich gemacht.

In diesen Untersuchungen zeigten Patienten mit einem amputierten Glied eine Überlagerung der kortikalen Deafferenzierungszone durch benachbarte Gehirnregionen im somatosensorischen [10, 11, 12, 13] und motorischen Kortex [14, 15, 16, 17]. Interessanterweise trifft diese **kortikale Reorganisation** nur bei Patienten mit Phantomschmerz auf, nicht aber bei schmerzfreien Patienten. Daraus lässt sich schlussfolgern, dass Schmerz zu den beobachteten kortikalen Veränderungen beiträgt und anhaltender Schmerz auch eine Konsequenz der auftretenden plastischen Veränderungen sein kann.

In verschiedenen Studien, die an armamputierten Patienten unter Einsatz der EEG, MEG oder fMRT durchgeführt wurden, fand sich eine positive Korrelation zwischen Verschiebungen der Lippenrepräsentation im primären motorischen und somatosensorischen Kortex und der Intensität des Phantomschmerzes. Bei schmerzfreien Patienten und gesunden Kontrollprobanden bestand dieser Zusammenhang nicht. Zusätzlich zeigte sich bei Patienten mit Phantomschmerz, nicht aber bei schmerzfreien Patienten, bei vorgestellten Bewegungen der Phantomhand in der fMRT eine Aktivierung des benachbarten Gesichtsareals [17]. Diese **Koaktivierung** könnte auf eine hohe Überlappung der Repräsentation von Hand-, Arm- und Mundarealen zurückgeführt werden. Die Veränderungen bei Personen mit Schmerzen vor der Amputation waren ausgeprägter [18, 19], was darauf hinweist, dass Lern- und Gedächtnisprozesse bei dieser maladaptiven Plastizität eine wichtige Rolle spielen.

Anhaltender Phantomschmerz kann auch eine Konsequenz der auftretenden plastischen Veränderungen sein

Therapie

Psychosoziale Faktoren können Schmerzen verstärken und darüber hinaus maladaptive plastische Veränderungen im Gehirn induzieren, die bei Phantomschmerz eine wichtige Rolle spielen. Daher sollten in der Therapie sowohl die psychosozialen Folgen als auch die zentralnervösen Veränderungen angegangen werden.

In der Therapie sollten sowohl die psychosozialen Folgen als auch die zentralnervösen Veränderungen angegangen werden

Schmerzbewältigungstraining und Biofeedback

Patienten mit ausgeprägtem Schmerzverhalten, vielen Einschränkungen sowie starken und häufigen Schmerzepisoden sollten von einer **operanten Verhaltenstherapie** profitieren. Ziel ist es, sichtbaren Schmerzausdruck so zu vermindern, dass die Patienten normale Bewegungsabläufe und Haltungen einnehmen können. Hierbei spielen Videofeedback und auch Training in gesunden Aktivitäten eine wichtige Rolle. Häufig ist es lohnenswert, wichtige Bezugspersonen einzubeziehen, da sie durch falsche Aufmerksamkeit für Schmerz und zu geringe Aufmerksamkeit für ein gesundes Verhalten die negative Spirale von Schmerzverhalten und Schmerz verstärken können. Intention der Therapie ist es, Einschränkungen durch den Schmerz zu minimieren und gesundes Verhalten zu stärken. Medikamente sollten dann nicht nach Bedarf, sondern zu festen Tageszeiten gegeben werden, um negative Lernprozesse, die mit der Abnahme von Schmerz durch Medikamentengabe assoziiert sind, zu vermindern. Auch Aktivitäten sollten nach einem festen Plan und nicht schmerzabhängig durchgeführt werden.

Ein eher kognitiv-verhaltenstherapeutisches Therapieverfahren bietet sich an, wenn die Patienten starkes Katastrophendenken aufweisen, sich hilflos fühlen oder gestresst und depressiv verstimmt sind. Dann wird in der Therapie an der Veränderung schmerzverstärkender Gedanken und Ein-

Wichtige Bezugspersonen sollten in die Therapie einbezogen werden

Bei starkem Katastrophendenken bietet sich ein kognitiv-verhaltenstherapeutisches Therapieverfaren an

stellungen gearbeitet. Verschiedene Schmerzbewältigungsstrategien wie Aufmerksamkeitsumlenkung und Problemlösen werden geübt. Steht Angst vor dem Schmerz im Vordergrund, kann auch ein **Furchtexpositionstraining** sinnvoll sein, bei dem die Angst vor Schmerz und Bewegung vermindert wird. Schließlich können auch Biofeedbackverfahren nützlich sein, bei welchen dem Patienten die Hauttemperatur oder Muskelspannung am Stumpf zurückgemeldet wird. Durch die Wahrnehmung der Temperatur oder Muskelspannung lernt der Patient diese zu kontrollieren und zu beeinflussen. Solche Verfahren sind sinnvoll, wenn der Schmerz vom Stumpf ausgeht. Insgesamt sind derartige psychologischen Interventionen bei Phantomschmerz sehr effektiv [20, 21, 22].

Prothesennutzung

Die Nutzung einer myoelektrischen Prothese ist mit schwächerem Phantomschmerz assoziiert als kosmetische Prothesen

Für Patienten mit Phantomschmerz wurde gezeigt, dass die Nutzung einer myoelektrischen Prothese, welche die Wahrnehmung eines wieder vorhandenen Glieds am ehesten simulieren kann, mit einer geringeren kortikalen Reorganisation und schwächerem Phantomschmerz assoziiert ist [23, 24] als die Nutzung einer kosmetischen Prothese. Ähnlich funktioniert auch ein als Prothese umfunktionierter Stumpf [22]. In einer Längsschnittstudie von Dietrich et al. [25] verminderte eine mit sensorischem Feedback versehene Prothese effektiv Phantomschmerz. Dies legt nahe, dass visuelles und sensorisches Feedback über die Prothese zu einer Rückbildung maladaptiver zentralnervöser Veränderungen führt und dass diese Prothese auch positive psychologische Effekte haben dürfte.

Diskriminationstraining

Sensorisches Diskriminationstraining führt zu substanziellen Verbesserungen in der 2-Punkt-Diskrimination

Patienten ohne Prothese könnten von einem sensorischen Diskriminationstraining profitieren. Hierbei werden Elektroden über dem Amputationsstumpf so verteilt, dass sie den Nerv anregen, der den amputierten Teil des Arms innerviert. Zur Reizung werden verschiedene Elektrodenpaare und unterschiedliche Stimulationsfrequenzen eingesetzt. Die Patienten sollten Frequenz und Ort der Stimulation unterscheiden. Dieses Training wurde über einen Zeitraum von 2 Wochen für 90 min/Tag durchgeführt. Nach dem Training waren substanzielle Verbesserungen in der 2-Punkt-Diskrimination und dem Ausmaß des Phantomschmerzes zu verzeichnen (bei der 2-Punkt-Diskrimination wird geprüft, ab welcher Entfernung 2 Reize nicht mehr als ein Reiz wahrgenommen werden). Begleitet wurden diese Verbesserungen von Veränderungen der kortikalen Reorganisation in der EEG. Die Ausdehnung der Mundregion in das vormalige Handgebiet konnte zu einer normalen Position der Mundrepräsentation hin verändert werden [26]. Auch eine asynchrone Stimulation des Stumpfs und der Lippe führte zu einer signifikanten Reduzierung des Phantomschmerzes [27]. Somit scheint eine Trennung überlappender den Schmerz verarbeitender kortikaler Netzwerke sinnvoll und indiziert.

Spiegeltherapie

Nach 4 Wochen Spiegeltraining nahm in einer Studie der Phantomschmerz bei beinamputierten Patienten signifikant ab

Ramachandran et al. [28] schlugen vor, dass die beobachteten Veränderungen der zentralen Repräsentation bei Patienten mit Phantomschmerz durch die Nutzung eines Spiegels rückgängig gemacht werden könnten. Wird die intakte Hand vor einem Spiegel so bewegt, dass der visuelle Eindruck entsteht, man sehe die amputierte Hand, können eine verbesserte Bewegungsfähigkeit des Phantomglieds sowie ein verringertes Schmerzempfinden erreicht werden (◘ **Abb. 1**). Patienten nach Beinamputation zeigten bei Bewegungen vor einem Spiegel eine signifikant verbesserte Kontrolle der Bewegungen im Phantom [29]. Eine einmalige Spiegelintervention führte zu einem lebhafteren Bewusstsein des Phantoms und zu einer neuen oder verbesserten Fähigkeit, dieses zu bewegen [30]. Neben Bewegungen vor einem Spiegel zeigte sich auch bei Bewegungen ohne Spiegel eine Verringerung des Phantomschmerzes sowie der Phantomempfindungen [31]. Diese Ergebnisse beruhen auf einer einmaligen Intervention. In einer anderen Studie zeigte sich nach 4 Wochen Spiegeltraining bei beinamputierten Patienten ein signifikanter Rückgang des Phantomschmerzes im Vergleich zu einem Training mit verdecktem Spiegel oder mentaler Visualisierung [32]. Daraus lässt sich schlussfolgern, dass **visuelles Feedback** den Phantomschmerz beeinflussen kann. Dies wird durch andere Arbeiten bestätigt, die zeigen, dass „Sehen" Vorrang vor den anderen Sinnen – einschließlich Berührung – hat, wenn visuelle Informationen denen eines anderen Sinnes widersprechen [33, 34].

Wir konnten zeigen, dass amputierte Patienten mit Phantomschmerz den sensomotorischen Kortex kontralateral zum amputierten Körperteil nicht aktivierten, wenn sie die intakte Hand vor einem

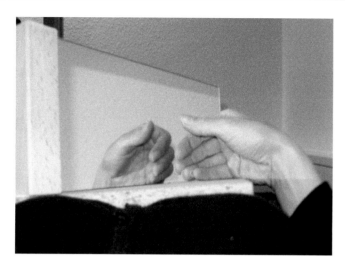

Abb. 1 ◀ Der Patient betrachtet und bewegt die intakte Hand vor dem Spiegel, das Gehirn ordnet die Reize aber dem amputierten Körperglied zu

Spiegel bewegten [35]. Dies gelang Patienten ohne Phantomschmerz und gesunden Kontrollen. Ein ähnliches Muster zeigte sich auch bei Bewegungen der intakten Hand ohne Spiegel und bei vorgestellten Bewegungen des Phantoms. Außerdem war das Ausmaß des Phantomschmerzes negativ mit der Aktivierung des sensomotorischen Kortex kontralateral zur Amputation korreliert. Die ähnlichen neuronalen Muster unter allen 3 Bedingungen deuten darauf hin, dass dem Spiegeltraining keine speziellen Mechanismen zugrunde liegen [36].

Motorisches Vorstellungstraining

Die Vorstellung von Bewegungen des amputierten Glieds führt zur Aktivierung von Arealen des primären sensomotorischen Kortex, die das amputierte Glied repräsentieren [17, 37, 38]; dies lässt sich in der fMRT darstellen. In einer TMS-Studie konnte gezeigt werden, dass empfundene **Phantombewegungen** durch eine Stimulation über dem die amputierte Hand repräsentierenden motorischen Kortex ausgelöst werden können [39]. Dabei wird durch einen magnetischen Impuls der TMS-Spule in den darunterliegenden Nervenzellen ein elektrischer Strom induziert, der dann zur Empfindung der Phantombewegung führt. Dies legt nahe, dass das ehemalige Handareal jetzt das Phantom repräsentiert. Auch ohne Spiegeltraining können Vorstellungen die kortikale Karte, die das amputierte Glied repräsentiert, beeinflussen und den Phantomschmerz reduzieren [40, 41]. Noch effektiver könnte die sukzessive Kombination aus Lateralitätstraining, Vorstellungstraining und Spiegeltraining sein, die von Moseley als „graded motor imagery" eingeführt wurde [42]. Im Lateralitätstraining lernt man, die rechte und linke Hand besser zu erkennen – eine Fähigkeit, die bei neuropathischen Schmerzen häufig beeinträchtigt ist. Neuere Ansätze beziehen auch die Darstellung und Bewegung des amputierten Glieds in der virtuellen Realität ein, was eine größere Trainingsflexibilität und Realität ermöglichen soll [43, 44]. Die Studien deuten darauf hin, dass eine Modifikation des Inputs in veränderte Gehirnregionen die Schmerzempfindung und deren Organisation verändern könnte.

Die sukzessive Kombination aus Lateralitätstraining, Vorstellungstraining und Spiegeltraining könnte besonders effektiv sein

Neuere Ansätze beziehen auch die Darstellung und Bewegung des amputierten Glieds in der virtuellen Realität ein

Fazit für die Praxis

— Chronische Phantomschmerzen lassen sich durch eine Reihe psychologischer Verfahren beeinflussen, die schmerzassoziierte negative Gedächtnisinhalte und die damit einhergehende maladaptive Reorganisation des Gehirns beeinflussen.
— Verhaltenstherapeutisches Schmerzbewältigungstraining, Biofeedback, Prothesentraining, sensorisches Diskriminationstraining, die Spiegeltherapie, motorisches Vorstellungstraining und Training in der virtuellen Realität können maladaptive Lernprozesse beeinflussen und somit den Phantomschmerz verringern.
— Die zuvor genannten Verfahren weisen größere Effektstärken als medikamentöse Therapien auf. Letztere sind beim Phantomschmerz wenig effektiv [45, 46].
— Langzeituntersuchungen dieser Verfahren in kontrollierten Studien stehen noch am Anfang. Erste Befunde sind jedoch erfolgversprechend.

Korrespondenzadressen

Dr. M. Diers
Institut für Neuropsychologie und Klinische Psychologie,
Zentralinstitut für Seelische Gesundheit, Medizinische Fakultät Mannheim, Universität Heidelberg
J5, 68159 Mannheim
martin.diers@zi-mannheim.de

Prof. Dr. H. Flor
Institut für Neuropsychologie und Klinische Psychologie,
Zentralinstitut für Seelische Gesundheit, Medizinische Fakultät Mannheim, Universität Heidelberg
J5, 68159 Mannheim
herta.flor@zi-mannheim.de

Interessenkonflikt. Die korrespondierenden Autoren geben an, dass kein Interessenkonflikt besteht.

Literatur

1. Jensen TS, Krebs B, Nielsen J et al (1985) Immediate and long-term phantom limb pain in amputees: incidence, clinical characteristics and relationship to pre-amputation limb pain. Pain 21:267–278
2. Sherman RA, Sherman CJ (1983) Prevalence and characteristics of chronic phantom limb pain among American veterans. Results of a trial survey. Am J Phys Med 62:227–238
3. Nikolajsen L, Jensen TS (2006) Phantom limb. In: McMahon S, Koltzenburg M (Hrsg) Wall and Melzack's textbook of pain. Churchill-Livingstone, London, S 961–971
4. Sherman RA (1997) Phantom pain. Plenum Press, New York
5. Vase L, Nikolajsen L, Christensen B et al (2011) Cognitive-emotional sensitization contributes to wind-up-like pain in phantom limb pain patients. Pain 152:157–162
6. Hanley MA, Jensen MP, Ehde DM et al (2004) Psychosocial predictors of long-term adjustment to lower-limb amputation and phantom limb pain. Disabil Rehabil 26:882–893
7. Jensen MP, Ehde DM, Hoffman AJ et al (2002) Cognitions, coping and social environment predict adjustment to phantom limb pain. Pain 95:133–142
8. Wei F, Zhuo M (2001) Potentiation of sensory responses in the anterior cingulate cortex following digit amputation in the anaesthetised rat. J Physiol 532:823–833
9. Willoch F, Rosen G, Tolle TR et al (2000) Phantom limb pain in the human brain: unraveling neural circuitries of phantom limb sensations using positron emission tomography. Ann Neurol 48:842–849

10. Elbert TR, Flor H, Birbaumer N et al (1994) Extensive reorganization of the somatosensory cortex in adult humans after nervous system injury. Neuroreport 5:2593–2597
11. Flor H, Elbert T, Knecht S et al (1995) Phantom-limb pain as a perceptual correlate of cortical reorganization following arm amputation. Nature 375:482–484
12. Price DD, Verne GN, Schwartz JM (2006) Plasticity in brain processing and modulation of pain. Prog Brain Res 157:333–352
13. Yang TT, Gallen CC, Ramachandran VS et al (1994) Noninvasive detection of cerebral plasticity in adult human somatosensory cortex. Neuroreport 5:701–704
14. Cohen LG, Bandinelli S, Findley TW et al (1991) Motor reorganization after upper limb amputation in man. Brain 114:615–627
15. Karl A, Birbaumer N, Lutzenberger W et al (2001) Reorganization of motor and somatosensory cortex in upper extremity amputees with phantom limb pain. J Neurosci 21:3609–3618
16. Kew JJ, Ridding MC, Rothwell JC et al (1994) Reorganization of cortical blood flow and transcranial magnetic stimulation maps in human subjects after upper limb amputation. J Neurophysiol 72:2517–2524
17. Lotze M, Flor H, Grodd W et al (2001) Phantom movements and pain. An fMRI study in upper limb amputees. Brain 124:2268–2277
18. Nikolajsen L, Ilkjaer S, Jensen TS (2000) Relationship between mechanical sensitivity and postamputation pain: a prospective study. Eur J Pain 4:327–334
19. Nikolajsen L, Ilkjaer S, Kroner K et al (1997) The influence of preamputation pain on postamputation stump and phantom pain. Pain 72:393–405

20. Flor H, Turk DC (2011) Chronic pain: an integrated biobehavioral approach. IASP Press, Seattle/WA
21. Harden RN, Houle TT, Green S et al (2005) Biofeedback in the treatment of phantom limb pain: a time-series analysis. Appl Psychophysiol Biofeedback 30:83–93
22. Moura VL, Faurot KR, Gaylord SA et al (2012) Mind-body interventions for treatment of phantom limb pain in persons with amputation. Am J Phys Med Rehabil 91:701–714
23. Lotze M, Grodd W, Birbaumer N et al (1999) Does use of a myoelectric prosthesis prevent cortical reorganisation and phantom limb pain? Nat Neurosci 2:501–502
24. Weiss T, Miltner WH, Adler T et al (1999) Decrease in phantom limb pain associated with prosthesis-induced increased use of an amputation stump in humans. Neurosci Lett 272:131–134
25. Dietrich C, Walter-Walsh K, Preissler S et al (2012) Sensory feedback prosthesis reduces phantom limb pain: proof of a principle. Neurosci Lett 507:97–100
26. Flor H, Denke C, Schaefer M et al (2001) Effect of sensory discrimination training on cortical reorganisation and phantom limb pain. Lancet 375:1763–1764
27. Huse E, Preissl H, Larbig W et al (2001) Phantom limb pain. Lancet 358:1015
28. Ramachandran VS, Rogers Ramachandran D, Cobb S (1995) Touching the phantom limb. Nature 377:489–490
29. Brodie EE, Whyte A, Waller B (2003) Increased motor control of a phantom leg in humans results from the visual feedback of a virtual leg. Neurosci Lett 341:167–169

30. Hunter JP, Katz J, Davis KD (2003) The effect of tactile and visual sensory inputs on phantom limb awareness. Brain 126:579–589

31. Brodie EE, Whyte A, Niven CA (2007) Analgesia through the looking-glass? A randomized controlled trial investigating the effect of viewing a ‚virtual' limb upon phantom limb pain, sensation and movement. Eur J Pain 11:428–436

32. Chan BL, Witt R, Charrow AP et al (2007) Mirror therapy for phantom limb pain. N Engl J Med 357:2206–2207

33. Halligan PW, Hunt M, Marshall JC et al (1996) When seeing is feeling; acquired synaesthesia or phantom touch? Neurocase 2:21–29

34. Rock I, Victor J (1964) Vision and touch: an experimentally created conflict between the two senses. Science 143:594–596

35. Diers M, Christmann C, Koeppe C et al (2010) Mirrored, imagined and executed movements differentially activate sensorimotor cortex in amputees with and without phantom limb pain. Pain 149:296–304

36. Moseley GL, Gallace A, Spence C (2008) Is mirror therapy all it is cracked up to be? Current evidence and future directions. Pain 138:7–10

37. Ersland L, Rosén G, Lundervold A et al (1996) Phantom limb imaginary fingertapping causes primary motor cortex activation: an fMRI study. Neuroreport 8:207–210

38. Roux FE, Ibarrola D, Lazorthes Y et al (2001) Virtual movements activate primary sensorimotor areas in amputees: report of three cases. Neurosurgery 49:736–742

39. Mercier C, Reilly KT, Vargas CD et al (2006) Mapping phantom movement representations in the motor cortex of amputees. Brain 129:2202–2210

40. Giraux P, Sirigu A (2003) Illusory movements of the paralyzed limb restore motor cortex activity. Neuroimage 20(Suppl 1):107–111

41. MacIver K, Lloyd DM, Kelly S et al (2008) Phantom limb pain, cortical reorganization and the therapeutic effect of mental imagery. Brain 131:2181–2191

42. Moseley GL (2006) Graded motor imagery for pathologic pain. A randomized controlled trial. Neurology 67:2129–2134

43. Cole J, Crowle S, Austwick G et al (2009) Exploratory findings with virtual reality for phantom limb pain; from stump motion to agency and analgesia. Disabil Rehabil 31:846–854

44. Sato K, Fukumori S, Matsusaki T et al (2010) Nonimmersive virtual reality mirror visual feedback therapy and its application for the treatment of complex regional pain syndrome: an open-label pilot study. Pain Med 11:622–629

45. Alviar MJ, Hale T, Dungca M (2011) Pharmacologic interventions for treating phantom limb pain. Cochrane Database Syst Rev:CD006380

46. Moseley GL, Flor H (2012) Targeting cortical representations in the treatment of chronic pain: a review. Neurorehabil Neural Repair 26:646–652

Schmerz 2013 · 27:325–339
DOI 10.1007/s00482-012-1286-6
Online publiziert: 25. April 2013
© Deutsche Schmerzgesellschaft e.V.

Redaktion
H. Göbel, Kiel
R. Sabatowski, Dresden

J.A. Blunk
Klinik für Anästhesiologie und Operative Intensivmedizin, Uniklinikum Köln

Ultraschall in der interventionellen Schmerztherapie

Zusammenfassung

Auch in anatomisch komplexen Bereichen werden Nervenblockaden heute noch „blind"
durchgeführt. Meist verlässt man sich dabei auf tastbare Oberflächenmerkmale. Längst hat
aber der Ultraschall Einzug in fast alle medizinischen Berufe gehalten. Diesem Trend schließt
sich auch der interventionell tätige Schmerztherapeut immer häufiger an. Der Ultraschall
ermöglicht eine genaue Lokalisierung von Zielstrukturen, die Verfolgung des Nadelverlaufs
während einer Punktion und die Visualisierung der Ausbreitung des Lokalanästhetikums. Ein
Vorteil gegenüber anderen radiologischen Techniken ist die Strahlensicherheit. Zwei Haupt-
voraussetzungen für den erfolgreichen Einsatz dieser interventionellen Techniken sind sicherlich die profunde Kenntnis der anatomischen Strukturen und der Korrelate im Ultra-
schallschnittbild sowie die sichere Hand-Augen-Koordination während der Durchführung.
Bei aller Euphorie sollte die Ultraschalltechnik in der Schmerztherapie nur bei ausreichender
Indikation eingesetzt werden.

Schlüsselwörter

Nervenblockade · Periphere Nerven · Interventionelle Sonographie · Punktion ·
Lokalanästhetika

Lernziele

In dieser Übersicht werden ultraschallgezielte Verfahren an peripheren Nerven erläutert. Nach Lektüre dieses Beitrags wissen Sie:

- welche klinischen Indikationen und Kontraindikationen es für ultraschallgezielte Blockaden an peripheren Nerven gibt.
- welche Materialien verwendet werden und wie die sonographische Intervention an verschiedenen Nerven im Detail durchgeführt wird.
- wie sich ultraschallgezielte Interventionen am Punktionsphantom einüben lassen.
- inwiefern ultraschallgezielte Interventionen auch in der Schmerzforschung eingesetzt werden können.

Einsatzgebiete ultraschallgezielter Interventionen

Regionalanästhesie

Auch heute noch ist es nicht ungewöhnlich, dass Leitungsanästhesien mithilfe standardisierter Prozeduren (SOP) auch in anatomisch sehr anspruchsvollen Bereichen quasi „blind" durchgeführt werden, d. h. in Orientierung an topografischen Wegmarken und ohne Bildgebung. Viele Anästhesisten richten sich weiterhin nach dem antiquierten Motto „no paresthesia, no anesthesia" [1]. Hieraus können sich diverse Komplikationen ergeben, die unter Einsatz des fast überall verfügbaren Ultraschalls reduzierbar, wenn nicht gar vermeidbar sind.

Allein Blutungskomplikationen können zu ausgedehnten Hämatomen führen, die nicht minder zu einer weiteren Traumatisierung peripherer Nerven und anderer Strukturen führen können. Weiterhin kommt es nicht selten zu einer intraneuralen Applikation des Lokalanästhetikums am zu blockierenden Nerv, was dessen direkte Schädigung oder eine intraneurale Einblutung bedingen kann. Auch der Einsatz von Nervenstimulatoren kann diese Komplikation nur zu einem sehr geringen Maß reduzieren [2].

Ein Vorteil des ultraschallgezielten Vorgehens ist eindeutig die verbesserte Trefferquote mit verkürzter Anschlagzeit und längerer Wirkdauer des eingesetzten Lokalanästhetikums. Zudem kann eine deutliche Reduktion der eingesetzten Dosis erreicht werden, was Toxizitätsprobleme vermeiden hilft [3, 4].

Das Motto „no paresthesia, no anesthesia" ist antiquiert

Bei anästhesistischen Interventionen ohne Ultraschall kommt es nicht selten zu einer intraneuralen Applikation des Lokalanästhetikums

Ultrasound in interventional pain therapy

Abstract

Peripheral nerve blocks are currently performed relatively blind even in the most complex anatomical structures and physicians mostly rely on palpable anatomical landmarks on the surface. Ultrasound has become an indispensable part of the modern medical world and has long since found its way into almost all medical professions. More and more this trend also reaches interventional pain physicians as it is possible to accurately target structures, to track the needle course during the intervention and to visualize the spread of the local anesthetic. Another advantage compared to other radiological techniques is the profound radiation safety for patients as well as for personnel performing the intervention. A deep understanding of anatomy and its correlate in ultrasound images is one of the most important requirements for the successful use of these interventional techniques. Moreover, the safe performance of the procedure depends on the simultaneous hand-eye coordination. Nevertheless, despite the euphoria ultrasound technology should only be used in pain management with sufficient indications.

Keywords

Nerve block · Peripheral nerves · Ultrasonography, interventional · Puncture · Anaesthetics, local

Schmerztherapie

Zur sicheren und v. a. effektiven Durchführung ultraschallgezielter Blockaden in der Schmerztherapie müssen etliche Voraussetzungen erfüllt sein. Zum einen musste sich die Entwicklung der Ultraschallsonden den wachsenden Erfordernissen anpassen. So benötigt man zur sicheren Lokalisation auch kleiner peripherer Nerven Sonden, die im Hochfrequenzbereich von 12–17 MHz arbeiten. Dadurch kann eine hohe Auflösung auch kleinerer Strukturen erzielt werden. Einschränkend wirkt sich hier aus, dass die Eindringtiefe dadurch gering wird und nur oberflächliche nervale Strukturen dargestellt werden können. Bei einer Frequenz von 15 MHz ist die Eindringtiefe auf 2–3 cm limitiert.

Das Erlernen der ultraschallgezielten Techniken ist nicht trivial. Zum einen sind die anvisierten Strukturen deutlich kleiner als in der Regionalanästhesie üblich, zum anderen kann häufig kein Nervenstimulator eingesetzt werden, da die zu blockierenden Nerven rein sensibel sind, z. B. der N. cutaneus femoris lateralis. Weiterhin ist eine sichere **Hand-Hand-Augen-Koordination** unbedingt erforderlich – eine Hand führt den Schallkopf, die andere simultan die Nadel, zeitgleich wird der Punktionsvorgang am Ultraschallmonitor kontrolliert. Bereits kleinste Bewegungen der Nadel können sich im Punktionssitus zu großen Ausschlägen potenzieren und so umgebende Strukturen gefährden. Bei einer Interkostalblockade besteht beispielsweise die Gefahr eines Pneumothorax.

Wie bei allen interventionellen Techniken ist die profunde anatomische Kenntnis des Punktionsgebiets ein absolutes Muss. Erschwerend kommt hierbei die 2-dimensionale „**Ultraschallanatomie**" hinzu, die zu Verzerrungen führen kann.

Außerhalb von spezialisierten Zentren finden die schmerztherapeutischen Blockaden deutlich selteneren Einsatz als allgemein häufiger durchgeführte regionalanästhesiologische Techniken wie der Femoralisblock.

Ultraschallgezielte Interventionen im Rahmen der Schmerztherapie werden sowohl in diagnostischer als auch in therapeutischer Absicht durchgeführt. Ultraschallgezielte Nervenblockaden können eingesetzt werden, um den Ursprung der Schmerzen zu lokalisieren. Dabei wird eine sehr kleine Menge an Lokalanästhetikum möglichst nahe an den Nerv injiziert, der wahrscheinlich an der Schmerzentstehung beteiligt ist. Man sollte sich nicht auf eine einmalige Blockade verlassen, sondern mindestens 2 diagnostische Blockaden durchführen, die zu einer signifikanten Schmerzreduktion ≥50% führen. Dies konnte bereits in den 1990er-Jahren für Schmerzen validiert werden, die durch Veränderungen am zervikalen Facettengelenk ausgelöst wurden [5]. Weitere Regionen sind hinsichtlich diagnostischer Blockaden kaum validiert. Dennoch wird das Verfahren auch in anderen Bereichen oft angewendet. Um weitere Sicherheit zu gewinnen, kann eine Placeboinjektion erwogen werden. In der Regel liefert diese aber keine Erkenntnisse über den Mechanismus der Schmerzentstehung.

Es gibt eine Vielzahl therapeutischer Interventionen. Eine Auswahl wird in diesem Artikel vorgestellt. Zielstrukturen, die besprochen werden, sind:

- Interkostalnerven,
- N. ilioinguinalis/N. iliohypogastricus,
- N. cutaneous femoris lateralis,
- Ganglion stellatum und
- N. occipitalis major [Greater-occipital-nerve(GON)-Block].

Bei neurodestruktiven Verfahren sollten im Allgemeinen nur rein sensible Nerven zerstört werden, um eine permanente motorische Blockade auszuschließen. Eine Ausnahme liegt eventuell bei Tumorerkrankungen vor.

Schmerzforschung und Lehre

Auch in der Schmerzforschung finden ultraschallgezielte Verfahren Einsatz, z. B. zur Injektion von Substanzen zwischen den Blättern der Muskelfaszien. In der Lehre werden am Übungsphantom Interkostal- und Stellatumblockaden geübt.

Zur sicheren Lokalisation auch kleiner peripherer Nerven werden Sonden im Hochfrequenzbereich benötigt

Das Erlernen der ultraschallgezielten Techniken ist nicht trivial

Die profunde anatomische Kenntnis des Punktionsgebiets ist ein absolutes Muss

Mithilfe ultraschallgezielter Nervenblockaden lässt sich der Ursprung von Schmerzen lokalisieren

Bei neurodestruktiven Verfahren sollten im Allgemeinen nur rein sensible Nerven zerstört werden

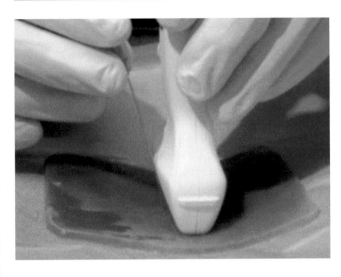

Abb. 1 ◄ Demonstration der Nadelführung entlang der Punktionsachse bei der Out-of-plane-Technik (*Längsachse*). Die Nadel muss im richtigen Winkel vorgeschoben werden. Der Winkel des Ultraschallkopfs muss permanent korrigiert werden

Lokale Therapie an peripheren Nerven

Die lokale Therapie an den peripheren Nerven soll zu einer Schmerzlinderung führen, bei entsprechender Indikation eventuell sogar zu einer irreversiblen Nervenblockade. Dabei können unterschiedliche Substanzen eingesetzt werden:

- Steroide,
- Lokalanästhetika und
- Detergenzien (Ethanol, Phenol).

Die langsame, antiinflammatorische Wirkung von Steroiden ist nicht zuletzt bei entzündlichen Geschehen von Nutzen

Wie sich zeigte, besitzen Steroide eine langsame, insbesondere antiinflammatorische Wirkung. Diese Eigenschaft ist nicht zuletzt bei entzündlichen Geschehen von Nutzen [6].

Grundsätzlich sollte keine der injizierten Substanzen intraneural verabreicht werden, da dies zur direkten Nervenschädigung und zu Einblutungen führen kann. Ein systemischer Effekt ist bei der lokalen Applikation von Steroiden meist nur minimal [7]. Lokalanästhetika haben je nach Substanz einen unterschiedlich langen temporären Effekt. Häufig wird ein Lokalanästhetikum bei akuten, starken Schmerzsymptomen eingesetzt, z. B. bei der **akuten Zosterneuralgie**. Neben der Nervenblockade kann eine Tonusregulation der Muskulatur beobachtet werden. Die Kombination mit einer gezielten Nervenblockade vor einer physiotherapeutischen Maßnahme kann zu einer Verbesserung des physiotherapeutischen Erfolgs führen.

Detergenzien werden zur permanenten Blockade eingesetzt

Detergenzien werden zur permanenten Blockade eingesetzt. Dabei kommt es zu einer schlecht steuerbaren **Koagulationsnekrose** [8]. Die Nekrose umliegenden Gewebes kann dort sogar zu einer deutlichen Entzündungsreaktion führen. Bei Fehlapplikation treten nicht selten lang andauernde oder gar permanente Lähmungserscheinungen auf. In 2,7% der Fälle wurden auch postinterventionelle, detergensinduzierte schmerzhafte Neuropathien beschrieben [9].

Voraussetzungen, Infrastruktur und Technik

Für die optimale Darstellung peripherer Nerven sind hauptsächlich eine hohe räumliche Auflösung und ein guter Gewebekontrast entscheidend. Dahingehend wird ein Sonographiegerät benötigt, das einen **hochauflösenden Breitbandlinearschallkopf** mit entsprechender Weichteilkontrastverstärkung vorhält. Zur weiteren Bearbeitung der Bilder werden verschiedene Pre- und Post-processing-Softwarelösungen eingesetzt. Hierbei wird zum einen der Einfallwinkel des Schalls in rascher Abfolge verändert, was zu einer erhöhten Zahl aufgenommener Bilder führt. Aus der Summation dieser Bilder kann ein optimiertes, artefaktärmeres Bild des Schallbereichs erzielt werden. Weiterhin lässt sich durch eine Bildmusterverstärkung mit gleichzeitiger Unterdrückung des Bildrauschens eine schärfere Abbildung der Gewebegrenzfläche erreichen.

Eine Bildmusterverstärkung mit gleichzeitiger Unterdrückung des Bildrauschens ermöglicht eine schärfere Abbildung der Gewebegrenzfläche

Tiefer gelegene Strukturen erfordern niederfrequente Schalltechniken

Aufgrund der geringen Eindringtiefe können durch diese Technik nur oberflächliche Strukturen hochauflösend und kontrastreich abgebildet werden. Tiefer gelegene Strukturen erfordern niederfrequente Schalltechniken. Bei der Intervention an sehr oberflächlichen Strukturen kann der Einsatz eines sterilen Gelkissens vorteilhaft sein.

Der gesunde periphere Nerv zeigt im Querschnittsbild ein typisches wabenartiges Muster. Die einzelnen Faszikel erscheinen dunkel, umgeben von einer helleren, echoreicheren Struktur, entsprechend dem fettreicheren interfaszikulären Epineurium. Auch der Längsschnitt des Nervs ist charakteristisch. Hier stellt sich ein „Nervenschlauch" dar, der in der gesamten Länge von echogenen Strängen durchzogen ist. Um eine Verwechslung mit einem Gefäß zu vermeiden, kann zusätzlich, soweit das Ultraschallgerät die technischen Voraussetzungen erfüllt, eine **Dopplersonographie** der entsprechenden Struktur durchgeführt werden. Im peripheren Nervengewebe ist kein Blutfluss festzustellen.

> Der gesunde periphere Nerv zeigt im Querschnittsbild ein typisches wabenartiges Muster

Vorteile der Ultraschallintervention

Die Ultraschallintervention ermöglicht eine durchgehende Sichtkontrolle der Nadel, insbesondere unter Einsatz der sog. **In-plane-Technik**, bei der die Interventionsnadel in der Schallebene geführt wird. Auch bei der **Out-of-plane-Technik** (◘ **Abb. 1**) kann bei richtiger Handhabung die Nadelspitze visualisiert werden. Hierbei schneidet die Nadel, in der Längsachse eingeführt, die Schallebene. Durch beide Techniken kann die höchste Interventionssicherheit gewährleistet werden.

Gerade bei anatomischen Variationen, die sich mit den blinden Techniken kaum erfassen lassen, können atypische Zugangswege gewählt werden. So ist es etwa möglich, die Stichrichtung der Nadel während der Punktion den anatomischen Gegebenheiten anzupassen („am Gefäß vorbei").

> Gerade bei anatomischen Variationen können unter Einsatz des Ultraschalls atypische Zugangswege gewählt werden

Die hohe räumliche Auflösung erlaubt auch die Darstellung sehr kleiner Strukturen, die in der Computertomographie oder Magnetresonanztomographie nicht zufriedenstellend erfasst werden können. Zuletzt können dank der immer kleineren Ultraschallgeräte in „Laptop-Format" Interventionen direkt auf der Intensivstation oder am Krankenbett durchgeführt werden. Dies führt zu einer Verbesserung der **Kosteneffizienz**.

Der Einsatz von Nadelführungen, die dem Schallkopf aufgesetzt werden, kann bei der Punktion in tieferen Schichten vorteilhaft sein. Meist können voreingestellte Winkel bedient werden. Beim Einsatz in den oberen Schichten, knapp unterhalb der Haut können diese voreingestellten Winkel zu steil sein, sodass die freihändige Technik zu bevorzugen ist. Bei fehlender Erfahrung kann der Einsatz von Nadelführungen die Ergebnisse verbessern [10].

> Bei fehlender Erfahrung kann der Einsatz von Nadelführungen die Interventionsergebnisse verbessern

Übungen am Punktionsphantom

Punktionen werden meist frei nach dem Motto „see one, do one, teach one" erlernt. Zur Erhöhung der Patientensicherheit sollte zwischen „see one" und „do one" sicherlich ein mehrmaliges „practice one" stehen. Wie bereits dargestellt muss der interventionell tätige Arzt eine funktionierende Hand-Hand-Augen-Koordination aufbauen, da nicht nur der Schallkopf bewegt wird, während man den Ultraschallmonitor betrachtet, sondern auch die zweite Hand zur Führung der Nadel koordiniert werden muss. Dies sollte möglichst nicht am Patienten geübt werden. Als Alternative bietet sich der Einsatz von Punktionsphantomen an, um den Umgang mit dem Schallkopf bei gleichzeitiger 3-dimensionaler Nadelführung zu üben. Hierzu lassen sich sowohl kommerzielle Systeme als auch selbst angefertigte Systeme heranziehen (◘ **Abb. 2**).

> Die Intervention sollte zunächst an Punktionsphantomen geübt werden

Komplikationen bei Plexusblockaden

Auffallend häufig sind Komplikationen bei Plexusblockaden. Zu diesen zählen insbesondere Gefäßverletzungen (bis 25%), der Pneumothorax (bis 5%) sowie im Halsbereich die Blockade anderer Nervenstrukturen (N. phrenicus, Nn. recurrentes; [11]). Je nach Expertise und eingesetzter Technik kann im Plexusbereich eine Erfolgsrate von 70–80% erzielt werden [12]. Unter sonographischer Kontrolle lässt sich bezüglich der Komplikations- und Erfolgsrate eine deutliche Verbesserung erreichen [13]. Meist ist zudem eine Minimierung der eingesetzten Lokalanästhetikamenge möglich. Dies wird auch beim Einsatz in der interventionellen Schmerztherapie der Fall sein.

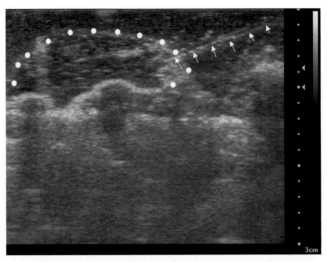

Abb. 2 ◄ Einfaches, selbst hergestelltes Phantom. Die ovale Struktur *links oben*, ein kleines mit Gel gefülltes Latexkissen, liegt in einem Gel mit unterschiedlich stark schallauslöschenden Schichten. In der In-plane-Technik sieht man die Punktionsnadel von *rechts oben* kommend die Latexstruktur punktieren. So kann ohne Belastung von Patienten zunächst die Ultraschallhandhabung sicher erlernt werden

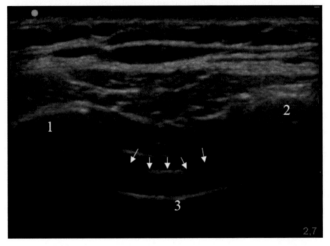

Abb. 3 ◄ Querschnitt eines Interkostalraums vor einer Intervention. *1* Obere, kraniale Rippe; *2* untere, kaudale Rippe; *3* Pleura (weiße, hyperechogene Linie). Zwischen den Rippen verlaufen die Interkostalmuskeln, der M. intercostalis externus und der M. intercostalis internus. Zielstruktur während der Blockade ist der M. intercostalis internus, um eine definierte Verteilung des injizierten Volumens zu gewährleisten. Weitere Erläuterungen s. Text

Blockade der Interkostalnerven

Ursachen von Neuralgien der Interkostalnerven

Es gibt unterschiedliche Mechanismen, die eine Neuralgie der Interkostalnerven auslösen. Häufig wird dies bei der akuten Zosterneuralgie und bei der **Postzosterneuralgie** beschrieben. Hier werden die in den Ganglien ruhenden Varizellaviren bei einer kompromittierten Immunlage reaktiviert. Die Viren wandern entlang der Nervenstränge und verursachen dort eine direkte, teils sehr schmerzhafte neurogene Entzündung mit ausgeprägter Pinprick-Hyperalgesie und Allodynie. Nach der anfänglichen Abheilung kann dies zu einem chronischen Schmerzsyndrom führen.

Neuropathische Schmerzen treten nicht selten nach einer offenen Thorakotomie auf

Neuropathische Schmerzen treten nicht selten nach einer offenen Thorakotomie auf, gehäuft auch an Stellen, an denen Thoraxdrainagen erfolgen [14]. Selbst im Zeitalter der minimal-invasiven Operationstechniken kann sich ein äußerst schmerzhaftes **Postthorakotomiesyndrom** entwickeln.

Akut kann es beispielsweise unter Einsatz von **Bülau-Drainagen** im Zuge einer Operation oder nach einem Polytrauma mit Pneumo- oder Hämatothorax zu starken Schmerzen im Rippenbereich kommen. Ebenso können **Rippenserienfrakturen** äußerst schmerzhaft sein. Betroffen sind v. a. die Nerven an der Unterkante der Rippe. Bei Patienten mit Thoraxdrainage ist durch die wiederholte Blockade in bestimmten Zeitintervallen eine deutliche Linderung der Schmerzen möglich. Die Zeitintervalle hängen dabei vom verwendeten Lokalanästhetikum ab.

In der Schmerztherapie neuropathischer Schmerzen hat sich die Blockadenserie bewährt

In der Schmerztherapie neuropathischer Schmerzen hat sich die Blockadenserie bewährt. Im Verlauf der Serie ist eine konsekutive Verbesserung der Schmerzintensität im Vergleich zu rein medikamentös behandelten Patienten mit Gesichtsschmerzen festzustellen [15].

Blockade ohne Ultraschall

Wie zu Beginn des Beitrags beschrieben, wird die Blockade der Interkostalnerven teils noch immer blind durchgeführt. Hierbei wird zunächst der kaudale Teil der Rippe mit der Nadel punktiert. Anschließend lässt man die Nadel vorsichtig über die Unterkante in den Interkostalbereich rutschen und injiziert nach Aspirationskontrolle 4–5 ml eines Lokalanästhetikums. Aufgrund der raschen Resorption im Interkostalbereich kann es bei Blockade mehrerer Interkostalräume zu toxischen Nebenwirkungen kommen.

Bei Blockade mehrerer Interkostal-räume kann es zu toxischen Neben-wirkungen kommen

Ultraschallgezielte Blockade

Die Interkostalnerven lassen sich sonographisch meist nicht direkt nachweisen, da sie an der Unterkannte der Rippe entlanglaufen und meist in deren Schallschatten verborgen sind.

Die Blockade wird im Querschnittsbild beider Rippen durchgeführt (◘ **Abb. 3**). Der Interkostalraum wird in die Bildmitte gebracht. Als untere Begrenzung des Raums imponiert die „gespannte" echogene Struktur der Pleura. Diese zeigt eine markante Atemverschieblichkeit. Die Punktion erfolgt in der Out-of-plane-Technik, da die Lage der Rippen meist die In-plane-Technik erschwert. Fehlt es dem durchführenden Arzt noch an Erfahrung, kann zunächst Richtung Rippe mit Knochenkontakt punktiert werden, um ein „Gefühl für die Nadel" zu bekommen. Wir verwenden meist eine sehr dünne 27-G-Nadel, die an eine Verlängerung angeschlossen wird. Dies hat den Vorteil, dass ein Assistent die eigentliche Injektion durchführen kann, während man zeitgleich den Ultraschallkopf und die Nadel führt („immobile Nadel").

Bei der Blockade der Interkostal-nerven erfolgt die Punktion in der Out-of-plane-Technik

Die Nadel wird langsam in den M. intercostalis externus vorgeschoben. Dort wird eine geringe Menge Lokalanästhetikum injiziert, um die Lage genau zu kontrollieren. Dann wird die Nadel noch einige Millimeter in den M. intercostalis internus vorgeschoben. Hier werden abhängig von der Weite des Interkostalraums 2–3 ml des Lokalanästhetikums injiziert. Bei richtiger Nadellage wölben sich im Zuge der Injektion sowohl die Pleura als auch der Interkostalmuskel Richtung Lunge. Es genügt, das Flüssigkeitsdepot mittig zwischen die Rippen zu platzieren. Bereits bei einem Volumen von 2 ml verteilt sich die Flüssigkeit in alle beteiligten Nervenstrukturen, d. h. auch in den Kollateralast, der entlang des Oberrands der kaudalen Rippe verläuft.

Abhängig von der Weite des Inter-kostalraums werden 2–3 ml des Lokalanästhetikums injiziert

Kommt die Nadel mit der Pleura in Kontakt, kann dies beim Patienten **Hustenreiz** auslösen. Ein Pneumothorax sollte selbst bei Punktion der Pleura mit dünner Nadel und dem Einsatz eines geschlossenen Systems nur äußerst selten auftreten. Durch die deutlich geringere Injektionsmenge kann auch die Gefahr einer systemischen Lokalanästhetikaintoxikation deutlich verringert werden.

Blockade des N. ilioinguinalis und des N. iliohypogastricus

Bei bis zu 15% der Patienten kann ein neuropathisches Schmerzsyndrom nach sonst komplikationsloser Operation einer Inguinalhernie auftreten. Der Pathomechanismus ist nicht vollständig geklärt. Doch scheint das **Postherniotomiesyndrom** unter Anwendung der präperitonealen Operationsmethode seltener aufzutreten als bei der Operation nach Lichtenstein mit dem Einnähen eines Netzes [16]. Nach Abheilen der primären Operationswunde kann ein neuropathischer Schmerz mit einschießender Komponente auftreten.

Bereits perioperativ könnte die Blockade des N. ilioinguinalis und des N. iliohypogastricus eingesetzt werden. Da die Datenlage dahingehend weitestgehend unklar ist, wird die vorbeugende Blockade peripherer Nerven kontrovers diskutiert. Neuerdings wird von einer vorsorglichen Anlage eines peripheren Nervenkatheters aber eher abgeraten [17]. Ist jedoch bereits ein Postherniotomiesyndrom aufgetreten, kann die selektive Blockade der Leistennerven zunächst als diagnostische Blockade, zusätzlich zu einer antineuropathischen medikamentösen Schmerztherapie, zu einer deutlichen Verbesserung des Schmerzgeschehens beitragen. In einer zuletzt von Bischoff (2012) durchgeführten Studie konnte dahingehend aber kein positiver Effekt einer Inguinalnervenblockade auf das Postherniotomiesyndrom festgestellt werden. Diese Blockade wurde allerdings auch nur einmalig durchgeführt. Eine Blockadenserie wurde nicht erwogen [18].

Die vorbeugende Blockade des N. ilioinguinalis und des N. iliohypo-gastricus wird kontrovers diskutiert

Die Nn. Ilioinguinalis et iliohypogastricus verlaufen auf Höhe der Spina iliaca anterior superior zwischen den Muskelfaszien des M. obliquus internus und des M. transversus abdominis (◘ **Abb. 4**).

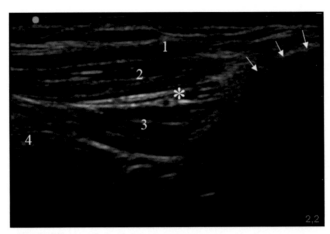

Abb. 4 ▲ Die Inguinalnerven verlaufen in der Regel zwischen den Blättern des M. obliquus internus und des M. transversus abdominis. Meist verläuft der N. ilioinguinalis lateral des N. iliohypogastricus und schmiegt sich im Ultraschallbild dem Beckenkamm (*weiße Pfeile*) an. Die Zielstruktur lässt sich sowohl in der In-plane- als auch in der Out-of-plane-Technik erreichen. Geringe Volumina eines Lokalanästhetikums genügen, um eine vollständige Blockade der Inguinalnerven zu erzielen. *Weißer Stern* N. iliohypogastricus. *1* M. obliquus externus; *2* M. obliquus internus; *3* M. transversus abdominis; *4* Darmschlinge

Sowohl in der In-plane- als auch in der Out-of-plane-Technik lassen sich die Nn. Ilioinguinalis et iliohypogastricus leicht erreichen

Dies wurde in einer Studie an Leichen verifiziert [19]. Als Orientierungspunkt stellt man die 3-schichtige abdominale Muskulatur am Ansatz der Spina iliaca dar. Es zeigt sich hierbei das typische „dreieckige" Bild, insbesondere des M. transversus abdominis (◙ **Abb. 4**). Sowohl in der In-plane- als auch in der Out-of-plane-Technik lassen sich die gut darstellbaren Nerven leicht erreichen. Meist reicht es völlig aus, zwischen den beiden Nervensträngen ein Depot von etwa 3–4 ml Lokalanästhetikum zu applizieren, um beide Nerven zu umspülen. Hinsichtlich der engen Faszienblätter zeigt sich im Ultraschallbild dann meist eine Verteilung des Flüssigkeitsvolumens um beide Nervenstränge. Ähnlich wie bei der Interkostalblockade kann eine Blockadenserie zu einer deutlichen Reduktion des Schmerzgeschehens führen.

Zur Blockade des N. genitofemoralis ist die blinde, fächerförmig infiltrative Punktion erforderlich

Der N. genitofemoralis ist mit dieser Technik nicht gut erreichbar, da er sehr tief entlang des M. psoas verläuft. Hier können die Strukturen mithilfe des hochauflösenden Ultraschalls nicht abgebildet werden. Aus der Tiefe tritt der Nerv dann im Bereich der Symphyse an die Oberfläche. Aufgrund der vielen Verästelungen kann der Nerv auch hier nicht sicher dargestellt werden, sodass die konventionelle, blinde, fächerförmig infiltrative Punktion zur Blockade dieses Nervs notwendig ist.

Blockade des N. occipitalis major

Die Blockade des N. occipitalis kann zu einer deutlichen Verbesserung der Kopfschmerzsymptomatik führen

Für **primäre Kopfschmerzerkrankungen** wie die Migräne [20] und den Clusterkopfschmerz [21] sowie für Okzipitalneuralgien [22] wurde beschrieben, dass die Blockade des N. occipitalis zu einer deutlichen Verbesserung der Kopfschmerzsymptomatik führen kann. Dabei scheint die Konvergenz des sensorischen Inputs von den trigeminalen und zervikalen Ästen zu den Neuronen des trigeminalen Nucleus caudalis ausschlaggebend zu sein [20]. Überwiegend erfolgt die Punktion mit einer blinden Technik. Zuletzt wurde die Effektivität der ultraschallgezielten Blockade untersucht [23].

In Bauchlage und leichter Anteflexion des Kopfs wird zunächst die okzipitale Protuberanz ertastet. Die hochauflösende Ultraschallsonde wird anschließend an der Protuberanz längs zum Processus mastoideus und parallel zur Linea nuchae superior aufgesetzt. Nach Auffinden der A. occipitalis kann die Nervenstruktur des N. occipitalis visualisiert werden. In der Out-of-plane-Technik bingt man ein Depot von 1–2 ml des entsprechenden Lokalanästhetikums und eines Kortikoids direkt um den Nerv. Die Ultraschalltechnik scheint gegenüber dem blinden Vorgehen einen signifikanten Vorteil hinsichtlich der Effektivität zu haben. Ob die Okzipitalisblockade eine Verbesserung der verschiedenen Kopfschmerz-"Entitäten" bewirken kann, bleibt weiterhin abzuwarten.

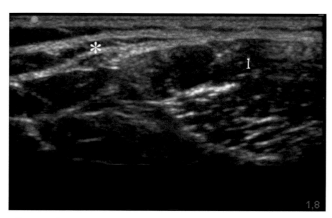

Abb. 5 ▲ Ultraschallabbildung eines Querschnitts durch den N. cutaneus femoris lateralis (*weißer Stern*). Die Punktion wird direkt unterhalb der Vorderkante der Spina iliaca anterior superior unterhalb des Leistenbands durchgeführt. Im Ultraschall wird der Querschnitt des M. sartorius ins Bild gebracht. Zunächst über den Muskel, dann am lateralen Rand entlang ziehend verläuft der N. cutaneus femoris lateralis in die Haut des lateralen Oberschenkels, wo diese sensibel innerviert wird. *1* M. sartorius

Blockade des N. cutaneus femoris lateralis

Der N. cutaneus femoris lateralis entspringt den Segmenten L2 und L3 des Plexus lumbalis. Er versorgt rein sensibel den seitlichen Oberschenkel. Unter der Faszie des M. iliopsoas zieht er zur Spina iliaca anterior superior, wobei er das Becken durch die Lacuna musculorum in einem Winkel von etwa 80° abknickend verlässt. In diesem Bereich, entlang des lateralen Rands des M. sartorius, liegt der Nerv noch unter der Faszia lata, einige Zentimeter danach oberhalb und zur Haut des lateralen Oberschenkels ziehend. Sowohl an der Stelle des Knicks als auch im Bereich, in dem der M. iliopsoas verläuft, kann es zu **Kompressionssyndromen** kommen. Der Nerv selbst kann aber auch durch Verletzungen, Entzündungen oder ähnliche Affektionen direkt geschädigt werden. Als Oberbegriff wird hierfür der Begriff der **Meralgia paraesthetica** verwendet.

Durch die 2- bis 3-malige diagnostische Blockade kann das Ansprechen auf eine daran anschließende Blockadenserie beurteilt werden. Meist kommt es nach Blockade innerhalb kurzer Zeit zu einer deutlichen Reduktion der Schmerzen. Die Blockade wird folgendermaßen durchgeführt. Genau an der Unterkante der Spina iliaca anterior superior wird der hochauflösende Linearschallkopf aufgesetzt. Daraufhin wird die dreieckige Form des M. sartorius direkt am Ansatz aufgesucht. Dieser Muskel ist meist sehr oberflächlich, oft bereits in einer Tiefe von 0,5 cm aufzufinden. Lateral des **M. sartorius** liegend verläuft der N. cutaneus femoris lateralis entlang des Muskels und spaltet sich dann in die einzelnen kleineren Hautäste auf, die den lateralen Rand des Oberschenkels versorgen (◻ **Abb. 5**). Sowohl in der In-plane- als auch in der Out-of-plane-Technik kann der Nerv mit einer dünnen 27-G-Nadel aufgesucht und blockiert werden. In der Regel reicht die Injektion von lediglich 2–3 ml Ropivacain 0,5%, um eine vollständige Blockade des Nervs für mehrere Stunden zu erzielen. Die Komplikationsrate ist hier äußerst gering.

Blockade des Ganglion stellatum

Mehrere Indikationen können die Blockade des Ganglion stellatum rechtfertigen. Zum einen sprechen vaskuläre Erkrankungen wie das Raynaud-Syndrom oder Vasospasmen nach einer Shunt-Operation hervorragend auf die Sympathikolyse an. Weiterhin kann die Stellatumblockade bei Schmerzen im Bereich des Kopfs, des Halses, der Schulter und des Arms eingesetzt werden, wenn der Verdacht besteht, dass ein sympathisch unterhaltener Schmerz ["sympathetically maintained pain" (SMP)] vorliegt. Hierbei scheinen Verbindungen zwischen dem vegetativen und dem somatosensorischen Nervensystem beim „complex regional pain syndrome" (CRPS) zu bestehen [24].

Da das Ganglion stellatum am Hals im Bereich der oberen Thoraxapertur liegt, d. h. in unmittelbarer Nähe der A. vertebralis, ist das Risiko eines Pneumothorax und einer Verletzung der A. vertebralis sehr hoch, wenn direkt in der Umgebung des Ganglions punktiert wird. Aus diesem Grund

Der N. cutaneus femoris lateralis versorgt rein sensibel den seitlichen Oberschenkel

In der Regel reicht die Injektion von 2–3 ml Ropivacain 0,5% für eine vollständige Blockade über mehrere Stunden

Vaskuläre Erkrankungen wie das Raynaud-Syndrom sprechen hervorragend auf die Sympathikolyse an

Zur Vermeidung eines Pneumothorax und einer Verletzung der A. vertebralis erfolgt die Punktion meist auf Höhe des Querfortsatzes von C6

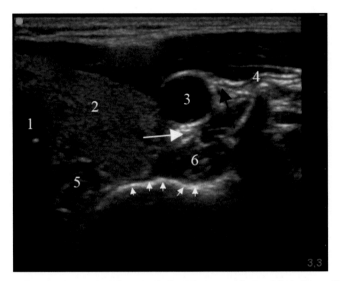

Abb. 6 ▲ Transversaler Schnitt durch die Halseingeweide. Der Schnitt liegt auf Höhe des Schildknorpels korrespondierend mit dem Querfortsatz des sechsten Halswirbels (C6). Das Ganglion stellatum wäre eigentlich auf der Höhe von C7 zu finden. Durch das rasche Aufsetzen des Patienten nach der Punktion läuft das Lokalanästhetikum jedoch der Schwerkraft entsprechend an das Ganglion stellatum heran. Wie im Schnittbild erkennbar, wölbt sich, meist auf der linken Halsseite, der Ösophagus unter der Trachea hervor. Im Bereich unterhalb der A. carotis liegt meist das mittlere zervikale Ganglion des sympathischen Grenzstrangs. Dieser liegt noch vor dem M. longus colli (*weißer Pfeil*). Die *weißen Pfeilspitzen* markieren den Querfortsatz des sechsten Halswirbels. Im Winkel zwischen der A. carotis und der V. jugularis interna verläuft meist der N. vagus (*schwarzer Pfeil*). Die V. jugularis interna ist in dieser Abbildung kollabiert. Weitere Erläuterungen s. Text *1* Trachea mit Schildknorpel; *2* Schilddrüse; *3* A. carotis; *4* V. jugularis interna; *5* Ösophagus; *6* M. longus colli

erfolgt die Punktion meist auf Höhe des Querfortsatzes von C6, also eigentlich auf Höhe des mittleren zervikalen Ganglions des sympathischen Grenzstrangs.

Blockade ohne Ultraschall

Die blinde Punktionstechnik hat sich vor längerer Zeit durchgesetzt und ihren Stellenwert auch behalten. Dabei wird das „Tubercule de Chassaignac" an der Basis des Querfortsatzes von C6 palpiert, ein Manöver, das sehr schmerzhaft und unangenehm für den Patienten sein kann. Nach Palpation wird mit leicht gespreizten Fingern die A. carotis nach lateral disloziert, um den Zugang zum Punktionsort zu schaffen. Zwischen den Fingern wird streng senkrecht die Punktionsnadel bis zum Knochenkontakt mit C6 vorgeschoben. Um eine problemlose Injektion zu ermöglichen, muss die Nadel 1–2 mm zurückgezogen werden, bevor das Lokalanästhetikum nach Aspirationskontrolle injiziert werden kann.

Die möglichen Komplikationen sind vielfältig. Sie umfassen Blockaden des N. recurrens, des N. phrenicus oder gar der zervikalen Nervenwurzeln. Weiterhin besteht die Gefahr von **Blutungskomplikationen**, wenn die A. carotis oder auch die A. vertebralis durchstochen wird. Insbesondere linksseitig kann es zur Punktion des Ösophagus kommen, da dieser sich oft gerade linksseitig unter der Trachea hervorwölbt (◻ **Abb. 6**). Im besten Fall führt dies zu einer **transienten Dysphagie**, im schlimmsten Fall zu **Mediastinitiden**, die auch beschrieben wurden. Gefürchtet ist die intraarterielle Injektion des Lokalanästhetikums, die zu einem schwer beherrschbaren Krampfanfall führen kann.

Ultraschallgezielte Blockade

Der Patient wird in Rückenlage gebracht, die Schultern werden unterpolstert. Der Kopf sollte leicht überstreckt werden, um die Weichteilstrukturen des Halses „anzuheben". Der hochauflösende Linearschallkopf wird zunächst auf den Schildknorpel des Larynx aufgesetzt und nach lateral verschoben. Hierbei zeigen sich die Halsbinnenstrukturen Trachea, A. carotis, V. jugularis interna, Schilddrüse, Querfortsatz von C6 und eventuell der sich vorwölbende Ösophagus. Ein Vorteil der Ultraschalltech-

Die möglichen Komplikationen der Blockade des Ganglion stellatum sind vielfältig

Die intraarterielle Injektion des Lokalanästhetikums kann zu einem schwer beherrschbaren Krampfanfall führen

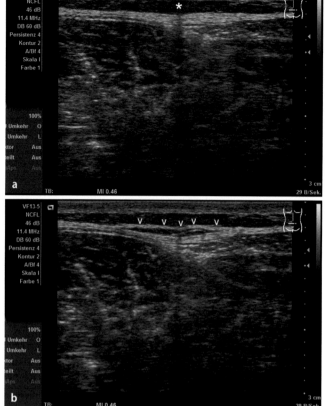

Abb. 7 ◄ Transversaler Schnitt durch die Längsmuskulatur des lumbalen Rückens eines männlichen Probanden. **a** Die Muskelfaszien befinden sich in einer Tiefe von etwa 0,4 cm (*unterhalb des weißen Sterns*). Der M. erector spinae ist *links* im mittleren Teil der Ultraschallaufnahme zu erkennen. **b** Lentiforme Flüssigkeitsansammlung nach Injektion eines Volumens von 100 µl in die Bindegewebsstrukturen der Muskelfaszien (*weiße Pfeile*). Weiterhin zu sehen sind die leichte Eindellung der Faszienstruktur durch die einliegende Nadel und die zugehörige Schallauslöschung direkt unterhalb des dritten *weißen Pfeils*

nik ist sicherlich die genaue Darstellung der Strukturen, v. a. bei Patienten, die bereits im Halsbereich operiert wurden, z. B. nach „neck dissection", bei der die Anatomie doch deutlich verzerrt sein kann.

Wir verwenden meist 25-G-Nadeln mit der „immobilen Technik". Ein streng senkrechter Vorschub der Nadel ist nicht notwendig, er sollte sich vielmehr nach den anatomischen Gegebenheiten richten, um gefährdete Strukturen sicher umgehen zu können, hier v. a. die A. carotis und den Ösophagus. Wir stechen knapp an der A. carotis vorbei, um so viel Schilddrüsengewebe wie möglich zu schonen, dessen Durchstechen sich eigentlich nicht vermeiden lässt, da sich die Schilddrüse fast immer direkt an die A. carotis anschmiegt. Durch den Einsatz einer dünnen Nadel und die unbedingte **Aspirationskontrolle** können aber auch hier Komplikationen vermieden werden. Nach Knochenkontakt am Querfortsatz von C6 sollte die Nadel einige Millimeter zurückgezogen werden. Daraufhin werden unter Sicht 5 ml des Lokalanästhetikums appliziert. Meist sieht man gut die Verteilung des Volumens zwischen dem Muskelbauch des M. longus colli, der im „Schallschatten" der A. carotis liegt. Anzumerken ist, dass der sichere Umgang mit der Ultraschalltechnik und der topografischen Anatomie im beschallten Bereich unbedingt erforderlich ist, um dem Patienten die größtmögliche Sicherheit zu bieten.

Um den Erfolg der Stellatumblockade zu verifizieren, messen wir kontinuierlich die Hauttemperatur der ipsilateralen Hand. Eine erfolgreiche Blockade bedingt durch die Sympathikolyse einen deutlichen Anstieg der Handtemperatur, teils um >2,5°C. Weiterhin zeigt sich bei Blockade ein vorübergehendes ipsilaterales **Horner-Syndrom**. Dies sollte dem Patienten bei der Aufklärung unbedingt mitgeteilt werden.

Einsatz der ultraschallgezielten Injektion in der Schmerzforschung

Die Technik der hochauflösenden ultraschallgezielten Injektion oder Intervention kann in Bereich der Schmerzforschung eingesetzt werden. Um Prozesse in den verschiedenen menschlichen und tierschen Geweben zu untersuchen, werden Verfahren eingesetzt, die die exakte Platzierung von Injektionsnadeln oder auch Mikrodialysemembranen erfordern.

Ein streng senkrechter Vorschub der Nadel ist nicht notwendig

Ein Durchstechen von Schilddrüsengewebe lässt sich kaum vermeiden

Die Hauttemperatur der ipsilateralen Hand wird kontinuierlich gemessen

Im Bereich der Muskelfaszien wurden bereits kleinste Mengen stimulierender Substanzen an das zu untersuchende Gewebe herangebracht

Eine ultraschallgezielte, genaue Platzierung von Mikrodialysemembranen ist denkbar

Sensitivierende Prozesse können in verschiedenen Geweben unterschiedlich ausgeprägt sein. So unterscheidet sich die Innervationsdichte nozizeptiver Nervenendigungen im Bereich der Haut, der Muskelfaszien oder auch der Knochenhaut. Im Bereich der Muskelfaszien wurden bereits kleinste Mengen stimulierender Substanzen, z. B. des „nerve growth factor" (NGF), an das zu untersuchende Gewebe herangebracht. Die NGF-Injektion wurde sehr oberflächlich an der Muskelfaszie des M. erector spinae im lumbalen Bereich des Rückens durchgeführt. Dies wäre blind nicht möglich, da zum einen die sehr dünne Nadel, zum anderen die Strukturen normalerweise dicht an der Oberfläche liegen. Anatomische Orientierungspunkte können nicht bestimmt werden. Hier bietet sich die hochauflösende Ultraschalltechnik an. In einer Versuchreihe wurde so 14 gesunden Probanden NGF an die Faszie des entsprechenden Muskels injiziert [25]. Dies wurde in einem einfach verblindeten Versuch mit Placebo verglichen. Die Injektionen wurden mehrere Male durchgeführt. Wie ◻ **Abb. 7a, b** zeigt, konnten so 100 µl der Substanz direkt in das Bindegewebe der Faszie appliziert werden, erkennbar an dem lentiformen Aufpilzen der Strukturen in ◻ **Abb. 7b** (Pfeile). Mithilfe der hochauflösenden Ultraschalltechnik ließ sich die zu untersuchende Substanz exakt applizieren.

Denkbar sind weitere Anwendungen zum genauen Platzieren von Mikrodialysemembranen, auch innerhalb des Bindegewebes der Muskelfaszien, um dynamische Veränderungen nach einem sensitivierenden Stimulus zu untersuchen.

Fazit für die Praxis

- Ultraschallgezielte Interventionen im Rahmen der Schmerztherapie werden sowohl in diagnostischer als auch in therapeutischer Absicht durchgeführt.
- Eine sichere Hand-Hand-Augen-Koordination ist unbedingt erforderlich. Diese sollte möglichst an Punktionsphantomen trainiert werden.
- Bei neurodestruktiven Verfahren werden im Allgemeinen nur rein sensible Nerven zerstört.
- Ultraschallgezielte Interventionen ermöglichen eine durchgehende Sichtkontrolle der Nadel, insbesondere unter Einsatz der sog. In-plane-Technik. Zudem können bei anatomischen Variationen, die sich mit blinden Techniken kaum erfassen lassen, atypische Zugangswege gewählt werden.
- Ein eindeutiger Vorteil der ultraschallgezielten Regionalanästhesie ist die verbesserte Trefferquote mit verkürzter Anschlagzeit und längerer Wirkdauer. Darüber hinaus kann die Dosis des eingesetzten Lokalanästhetikums reduziert werden, wodurch sich auch Toxizitätsprobleme vermeiden lassen.

Korrespondenzadresse

Dr. J.A. Blunk
Klinik für Anästhesiologie und Operative Intensivmedizin, Uniklinikum Köln
Kerpener Str. 62, 50937 Köln
james.blunk@uk-koeln.de

Interessenkonflikt. Der korrespondierende Autor gibt an, dass kein Interessenkonflikt besteht.

Literatur

1. Moore D (1954) Regional block. Thomas, Springfield/IL
2. Kovacs P, Gruber H, Piegger J et al (2001) New, simple, ultrasound-guided infiltration of the pudendal nerve: ultrasonografic technique. Dis Colon Rectum 44:1381–1385
3. Gray AT (2006) Ultrasound-guided regional anesthesia: current state of the art. Anesthesiology 104:368–373
4. Marhofer P, Greher M, Kapral S (2005) Ultrasound guidance in regional anaesthesia. Br J Anaesth 94:7–17
5. Barnsley L, Bogduk N (1993) Medial branch blocks are specific for the diagnosis of cervical zygapophyseal joint pain. Reg Anesth 18:343–350
6. Rasmussen MR, Kitaoka HB, Patzer GL (1996) Nonoperative treatment of plantar interdigital neuroma with a single corticosteroid injection. Clin Orthop Relat Res 326:188–193
7. Fredberg U (1997) Local corticosteroid injection in sport: review of literature and guidelines for treatment. Scand J Med Sci Sports 7:131–139
8. Westerlund T, Vuorinen V, Roytta M (2001) Same axonal regeneration rate after different endoneurial response to intraneural gylcerol and phenol injection. Acta Neuropathol 102:41–54
9. Mailis A, Furlan A (2010) Sympathectomy for neuropathic pain. Cochran Database Syst Rev 7:CD002918
10. Phal PM, Brooks DM, Wolfe R (2005) Sonographically guided biopsy of local lesions: a comparison of freehand and probe-guided techniques using a phantom. Am J Roentgenol 184:1652–1656
11. Bridenbaugh L (1988) The upper extremity: somatic blockade. In: Cousins M, Bridenbaugh PO (Hrsg) Neural blockade in clinical anesthesia and management of pain. Lippincott, Philadelphia, S 387–416
12. Goldberg ME, Gregg C, Larijani G et al (1987) A comparison of three methods of axillary approach to brachial plexus blockade for upper extremity surgery. Anesthesiology 66:814–816
13. Ootaki C, Hayashi H, Amano M (2000) Ultrasound-guided infraclavicular brachial plexus block: an alternative technique to anatomical landmark-guided approaches. Reg Anesth Pain Med 25:600–604
14. Kaplan JA, Miller ED Jr, Gallagher ED Jr (1975) Postoperative analgesia for thoracotomy patients. Anesth Analg 54:773–777
15. Salvaggio I, Adducci E, Dell'Aquila L et al (2008) Facial pain: a possible therapy with stellate ganglion block. Pain Med 9:958–962
16. Willaert W, De Bacquer D, Rogiers X et al (2012) Open peritoneal techniques versus Lichtenstein repair for elective inguinal hernias. Cochrane Database Syst Rev 11:CD008034
17. Matava MJ, Prickett WD, Khodamoradi S et al (2009) Femoral nerve blockade as a preemptive anesthetic in patients undergoing anterior cruciate ligament reconstruction: a prospective, randomized, double-blinded, placebo-controlled study. Am J Sports Med 37:78–86
18. Bischoff JM, Koscielniak-Nielsen ZJ, Kehlet H et al (2012) Ultrasound-guided ilioinguinal/iliohypogastric nerve blocks for persistent inguinal postherniorrhaphy pain: a randomized, double-blind, placebo-controlled, crossover trial. Anesth Analg 114:1323–1329
19. Eichenberger U, Greher M, Kirchmair L et al (2006) Ultrasound-guided blocks of the ilioinguinal and iliohypogastric nerve: accuracy of a selective new technique confirmed by anatomical dissection. Br J Anaesth 97:238–243
20. Ashkenazi A, Levin M (2007) Greater occipital nerve block for migraine and other headaches: is it useful? Curr Pain Headache Rep 11:231–235
21. Rozen TD (2005) Non-hypothalamic cluster headache: the role of the greater occipital nerve in cluster headache pathogenesis. J Headache Pain 6:149–151
22. Güvençer M, Akyer P, Sayhan S et al (2011) The importance of the greater occipital nerve in the occipital and the suboccipital region for nerve blockade and surgical approaches – an anatomic study on cadavers. Clin Neurol Neurosurg 113:289–294
23. Shim JH, Ko SY, Bang MR et al (2011) Ultrasound-guided greater occipital nerve block for patients with occipital headache and short term follow up. Korean J Anesthesiol 61:50–54
24. Drummond PD, Finch PM, Skipworth S et al (2001) Pain increases during sympathetic arousal in patients with complex regional pain syndrome. Neurology 57:1296–1303
25. Deising S, Weinkauf B, Blunk J et al (2012) NGF-evoked asensitization of muscle fascia nociceptors in humans. Pain 153:1673–1679

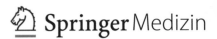
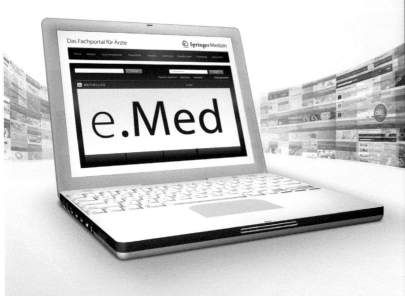
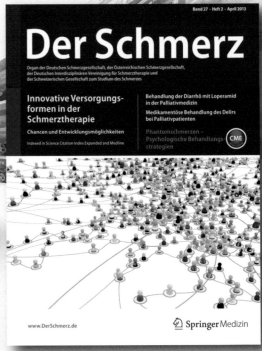

Printed in the United States
by Baker & Taylor Publisher Services